DE

L'ANALYSE METHODIQUE

DES URINES

ET

DE SES APPLICATIONS DANS LES

MALADIES CHRONIQUES

DOCTRINES MÉDICALES NOUVELLES

PAR

LE Dʳ DE RIOLS

———

PARIS

IMPRIMERIE V. FILLION ET Cⁱᵉ

Rue des Martyrs, 18 et 18 bis

———

1873

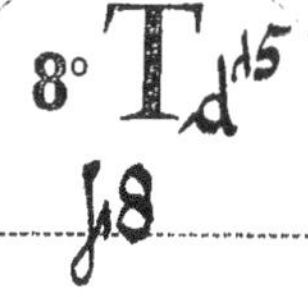

DE L'ANALYSE MÉTHODIQUE

DES URINES

ET DE SES APPLICATIONS

DANS LES MALADIES CHRONIQUES

———

DOCTRINES MÉDICALES NOUVELLES

PAR

LE Dr DE RIOLS

DE

L'ANALYSE METHODIQUE

DES URINES

ET

DE SES APPLICATIONS DANS LES

MALADIES CHRONIQUES

———

DOCTRINES MÉDICALES NOUVELLES

PAR

LE D^r DE RIOLS

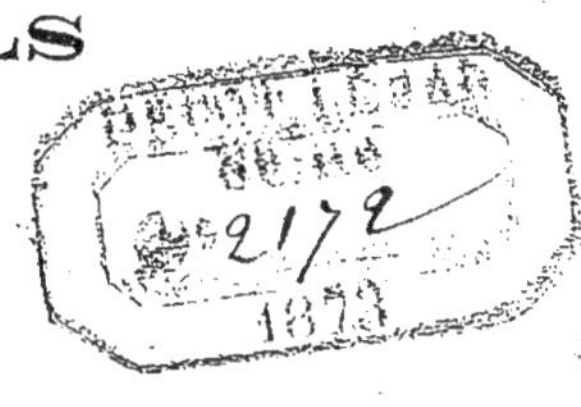

PARIS

IMPRIMERIE V. FILLION ET Cie

Rue des Martyrs, 18 et 18 bis

———

1873

AVANT-PROPOS

Depuis quelques années, plusieurs livres fort remarquables ont été publiés sur l'analyse des urines. Celui de Lionel Beale en Angleterre, de Neubauer et Vogel en Allemagne, la thèse du docteur Nisseron (1869) en France, et celle du docteur Marais (1872), sans compter un grand nombre d'articles ou de mémoires insérés dans divers recueils, ou d'ouvrages ayant trait aux dépôts et sédiments urinaires.

Mais tous ces livres se sont principalement occupés des moyens à mettre en usage pour la recherche des principes de l'urine normale et de l'urine pathologique. — Ils indiquent bien chaque fois que l'occasion s'en présente, la signification que l'on doit attacher à telle ou telle modification, mais l'application de ces données à l'étude des maladies en général, n'est traitée nulle part.

Il y avait donc là une lacune importante ; j'ai essayé de la remplir, et j'y ai ajouté un certain nombre de théories ou d'hypothèses médicales toutes nouvelles, qui m'ont été suggérées par mes analyses, et qui seront appelées, je l'espère, à éclairer bien des points de diagnostic et de traitement encore fort obscurs.

J'ai divisé mon travail en deux parties.

Dans la première, après un court exposé historique, j'ai traité de la fonction urinaire, des principes constituants de l'urine normale et de leurs modifications pathologiques, ainsi que des produits étrangers, qu'on rencontre seulement dans certains états morbides.

J'ai fait suivre cette première partie : de la méthode à employer quand on veut faire servir l'analyse des urines à l'étude des maladies, et d'un exposé des résultats que cette analyse doit nécessairement produire lorsqu'elle est faite judicieusement.

Dans la seconde partie, corollaire de la première, j'ai traité de l'application aux maladies chroniques considérées séparément, des données fournies par l'analyse des urines précédemment étudiées.

Et dans tout le cours du livre, je me suis principalement attaché à faire ressortir les résultats considérables que l'on peut obtenir dans le diagnostic et dans le traitement de la plupart des maladies chroniques, par cette analyse faite méthodiquement.

TABLE

ANALYTIQUE DES MATIÈRES

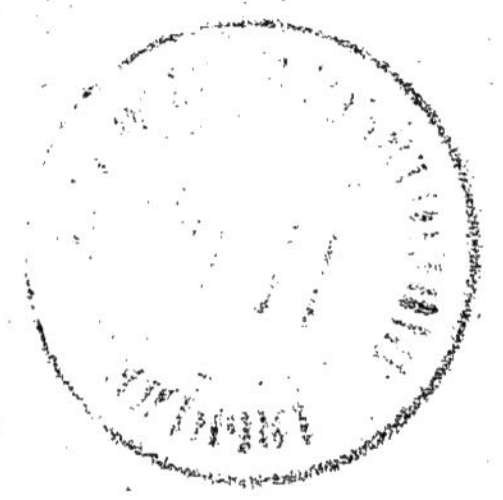

DE L'ANALYSE

MÉTHODIQUE DES URINES

DE SES

APPLICATIONS DANS LES MALADIES

Considérations générales

De tous temps, les médecins ont examiné les urines dans les maladies.

Hippocrate et Galien ont écrit sur ce sujet des livres où l'on retrouve toute leur sagacité habituelle. — Van-Helmont, Paracelse, Fabricius et bien d'autres, ont également laissé sur la science des urines des documents fort curieux à lire, sinon très instructifs.

Malheureusement, en raison du peu de moyens d'investigation que l'on possédait alors, l'empirisme servait seul de guide dans l'examen comparatif des urines ; aussi l'Urologie se confondit avec l'Uromancie, et c'est le souvenir de celle-ci qui a surtout survécu, et qui est encore exploité par les nombreux *jugeurs d'eau* que l'on rencontre un peu partout.

En réalité, l'analyse des urines ne date véritablement comme méthode scientifique, que du commencement de ce siècle, époque à laquelle Lavoisier donna à la chimie une si grande impulsion. — Et encore, lorsque les doctrines humorales durent faire place aux théories physiologiques de Broussais, l'examen des urines qui venait d'entrer dans une phase nouvelle avec les Fourcroy, les Vauquelin, les Thénard, subit, comme la physique et la chimie médicale d'ailleurs, un temps d'arrêt momentané. Personne ne s'occupait alors que de l'*irritation* et de la *saignée*. Mais la réaction ne tarda pas à se faire, et les sciences exactes tendirent, avec la physiologie qu'elles venaient éclairer, à dominer toute l'étude de la médecine ; les doctrines humorales reprirent le dessus, et un grand nombre de médecins se mirent à chercher dans l'analyse du sang et dans celle des urines, l'explication de la plupart des phénomènes physiologiques et pathologiques.

Mais c'est de notre temps surtout, c'est-à-dire depuis une vingtaine d'années, et principalement dans les dernières, que l'analyse des urines a été portée à un degré qui la place incontestablement au premier rang de nos moyens d'investigation.

C'est par centaines qu'il faudrait citer les noms de ceux qui s'en sont occupés, si on voulait les énumérer tous. — Becquerel, Claude Bernard, Dumas, Rayer, Robin, Wurtz, Gubler, Béhier, Vulpian, G. Sée, Chalvet, etc., en France.; Bright, Beale, Frérichs, Garrod, B. Jones, Golding Bird, Lehmann, Liébig, Neubauer, Niémeyer, Virchow, Vogel à l'étranger, sont les principaux.

L'analyse des urines n'a pas dit cependant son dernier mot ; son étude ne s'est même pas généralisée — en raison — en France du moins, — de l'absence de laboratoire dans les services de clinique, lacune qui vient d'être comblée ; et aussi à cause des difficultés et des exigences de la pratique médicale.

En fait, dans leur clientèle, les médecins n'examinent que très rarement les urines de leurs malades. Ce n'est guère que dans les cas d'albuminurie ou de diabète qu'ils y songent, et encore le plus souvent à une époque où le diagnostic est déjà presque certain, et par conséquent la maladie fort avancée.

Et cependant, même dans l'état actuel de nos connaissances, cette analyse est susceptible de rendre, surtout dans les maladies chroniques, les plus grands services, des services dont on ne se doute même pas ! — Et j'espère le démontrer dans le cours de ce livre.

On s'exagère bien à tort, d'ailleurs, les difficultés opératoires de l'analyse des urines, et nous le verrons à la page 55. Tous les médecins qui voudraient s'y adonner sérieusement, arriveraient à coup sûr à la pratiquer d'une façon très suffisante pour les nécessités de leur clientèle.

Disons toutefois que pour en retirer tout le fruit, il est nécessaire de posséder une certaine somme de connaissances en chimie et en microscopie médicale. De plus, la sécrétion urinaire se rattachant à toutes les lois physiologiques et physico-chimiques qui régissent l'économie, il est essentiel de bien connaître ces lois.

Quant à la pathologie et à la thérapeutique, cela va de soi, car sans elles à quoi serviraient les indications fournies par l'analyse des urines ?

On voit que nous sommes loin de l'Uromancie qui consistait simplement à *lire* dans l'urine d'un malade tous ses maux présents et futurs, absolument comme les Aruspices voyaient dans les entrailles des victimes, si l'issue du combat devait être favorable ou funeste.

Ajoutons cependant, et nous le verrons tout à l'heure, que le simple examen des urines peut souvent révéler des états morbides fort divers. Les uromantes, sans se l'expliquer comme nous, le savaient bien, et ils ne se trompaient pas toujours dans leurs appréciations. Ainsi, tout le monde connaît le beau tableau de Gérard Dow, la *Femme hydropique*, qui est au Louvre. Qu'on examine de près le flacon que le médecin uromante tient à la main, et on distinguera parfaitement un précipité rougeâtre, *acide urique*, et un dépôt surnageant, *urates*, qui tous les deux sont bien indiqués en effet dans ce cas.

PHYSIOLOGIE DE LA FONCTION URINAIRE

ORIGINE DE L'URINE. — COMPOSITION NORMALE. — CARACTÈRES PHYSIQUES. — CARACTÈRES CHIMIQUES. — RÉACTION. — PRINCIPES ORGANIQUES. — PRINCIPES MINÉRAUX.

Pour bien comprendre les altérations pathologiques de l'urine et leur signification, il est indispensable de connaître l'origine de ce liquide et sa composition normale. C'est ce que nous allons étudier dans ce chapitre.

Origine de l'urine. — La sécrétion urinaire fait partie des fonctions de nutrition. Elle en est le dernier terme, comme la digestion en est le premier.

Que se passe-t-il en effet chez les êtres vivants? Les aliments, arrivés dans l'estomac et dans la première portion de l'intestin, sont élaborés et séparés en deux parties. L'une formée de substances inertes ou incomplètement digérées, est rejetée par les garde-robes. L'autre pénètre dans le sang, et portée par lui dans tous les tissus, elle va remplacer les particules qui ont fait leur temps, qui sont usées, hors de service. A leur tour, celles-ci sont prises par le sang, et rejetées au dehors par l'intermédiaire des reins en même temps que l'excédant des matières alimentaires, si celles-ci se trouvent dans le sang en plus grande grande quantité qu'il ne faut pour combler les vides, et c'est là ce qui produit les urines.

Quant au mécanisme par lequel les tissus se débarrassent de leurs déchets, il est assez complexe. Voici cependant à peu près ce qui se passe : A chaque inspiration, le sang absorbe dans le poumon l'oxygène de l'air inspiré, et il va le porter dans la trame la plus intime de tous les tissus. Là, l'oxygène se combine avec un certain nombre de matières organiques, et il les brûle par un phénomène analogue à celui qui se passe dans nos foyers.

Et comme dans toutes les combustions, il se produit, avec une élévation de température qui forme la chaleur animale, de l'acide carbonique et un résidu. Le sang reprend le tout, puis va rejeter l'acide carbonique par l'intermédiaire des poumons, et le résidu par celui des reins. Mais ce n'est pas tout, à côté de cette combustion il se produit en présence de l'oxygène des actes chimiques indirects avec dédoublement, d'où une nouvelle espèce de résidus dont le sang s'empare également.

Puis viennent encore un certain nombre de principes minéraux qui devenus impropres aux fonctions vitales, se dissolvent simplement dans le sang, de sorte que ce dernier ramasse en définitive d'une façon ou d'une autre, tout ce qui ne doit plus ou ne peut pas servir, et s'en débarrasse par les urines.

En résumé, d'un côté les aliments qui viennent après élaboration convenable renouveler les tissus, de l'autre les urines qui emportent au dehors les résidus produits par ce renouvellement. Voilà ce qui constitue la nutrition proprement dite par laquelle s'entretient la vie animale. — Et on a donné le nom d'assimilation et de désassimilation, à ce double mouvement de combinaison et de décombinaison.

On voit donc sans aller plus loin, que l'urine est le véritable miroir de la nutrition. Or, comme celle-ci est nécessairement troublée chaque fois qu'il y a dans l'organisme une perturbation quelconque, l'urine doit nous l'indiquer.

On peut même admettre, quoique la preuve n'en puisse toujours être donnée, qu'à chaque forme particulière de maladie doit correspondre une condition spéciale et caractéristique de l'urine.

On comprend enfin, également, toute l'importance qu'il faut attacher à la fonction urinaire au point de vue de l'action des médicaments, et les résultats que ces connaissances peuvent apporter dans l'application de ces médicaments au traitement des maladies.

Mais entrons plus avant dans la question, et nous la verrons s'élargir et s'éclairer de la plus vive lumière.

COMPOSITION NORMALE DE L'URINE

CARACTÈRES PHYSIQUES. — CARACTÈRES CHIMIQUES. — RÉACTION, ETC.

Il y a à considérer dans l'urine des caractères de divers ordres. — En premier lieu, les caractères physiques, couleur, odeur, transparence, etc. — Puis la réaction. L'urine peut être acide, neutre ou alcaline. — Enfin les caractères chimiques, c'est-à-dire sa composition proprement dite.

Les principes constituants de l'urine normale se divisent en deux grandes classes :

Les produits organiques qui proviennent de la métamorphose des tissus de l'économie et des matériaux de la digestion.

Les produits inorganiques ou minéraux ayant fait partie de l'économie, et devenus impropres aux fonctions vitales.

A ces principes il faut ajouter : — l'eau qui leur sert de véhicule et qui en même temps régularise la quantité de ce liquide que doit renfermer le sang. — Et le mucus produit par la muqueuse des voies urinaires.

Produits organiques. — Les principes organiques se divisent eux-mêmes en deux classes : les uns cristallisables ; Ce sont *l'urée, l'acide urique, l'acide lactique* et leurs sels, les *urates* et les *lactates*, — la *créatine* et la *créatinine*. Les autres incristallisables : ce sont les *matières extractives*, les *matières colorantes* et le *mucus*.

Produits inorganiques. — Dans les produits inorganiques nous avons *l'acide carbonique* et les *sels ammoniacaux*, qui sont des principes volatils, puis le *chlore*, les *acides sulfuriques, phosphoriques, azotiques* et les sels formés par leurs combinaisons avec la *potasse*, la *soude*, la *chaux*, la *magnésie*, le *fer* et la *silice*.

Voici d'ailleurs pour les quantités respectives des principaux produits, un tableau que j'emprunte à l'ouvrage du professeur S. Beale :

Au lieu de donner une simple moyenne, Beale a préféré indiquer les quantités *minima* et *maxima*, ce qui vaut mieux évidemment.

Il est entendu qu'il s'agit de l'urine excrétée en 24 heures

Densité............	1,015	à	1,025
Quantité...........	1,120 grammes	à	1,700
Eau...............	1,002	—	1,503 grammes.
Matières solides....	48	—	72 —
Matières organiques	36	—	54 —
Matières salines....	12	—	18 —
Urée...............	24	à	36 grammes.
Créatine...........	0,203	0,378	
Créatinine.........	0,330	0,600	
Acide urique.......	0,30	0,40	
Matières extractives et colorantes.......	8,40	0,12	
Acide libre.........	1,20	1,80	

Sels ammoniacaux..........	0,36 à	0,90 grammes.
Mucus...................	0,60	1,80
Sulfates	3	5,10
Phosphates alcalins........	3,60	6
Phosphates terreux.........	0,36	1,20
Chlorures	6	18
Chlore................	3,60	10,80
Acide sulfurique..........	1,50	2,50
Acide phosphorique........	1,80	3

Nous allons étudier maintenant avec quelques détails, les divers caractères de l'urine que nous venons seulement d'énumérer. Et afin de mieux faire comprendre les modifications que peuvent y apporter les maladies, nous ferons entrer dans le même cadre, et les caractères normaux et les altérations pathologiques. — Quant aux matières que l'urine ne contient qu'en état de maladies, nous en ferons un chapitre spécial.

Des caractères physiques en état de santé et dans les maladies.

Couleur. — Tout le monde connaît la couleur de l'urine en état de santé. Tout le monde sait également qu'elle peut varier beaucoup sans qu'il y ait pour cela maladie. Le régime, la température et quelques autres circonstances produisent des changements très appréciables. Il semblerait donc d'après cela, que les indications fournies par les diverses colorations de l'urine ne peuvent pas avoir une grande importance. Et cependant, soit qu'on les considère à l'état naturel, soit qu'on les développe à l'aide de certains réactifs, on peut y trouver tout d'abord avec la plus grande facilité, les renseignements les plus précieux.

La matière colorante de l'urine se produit par la décomposition des globules du sang. C'est une sorte de résine, à laquelle on a donné le nom d'uromatine, et qui prend dans les maladies des teintes très diverses comme nous le verrons dans un instant. Mais disons tout d'abord que la proportion de matière colorante, devient par le fait seul de son origine, un indice de l'activité de désagrégation des globules du sang. — Ceci est déjà fort important. — Ainsi dans l'état fébrile, les urines prennent une couleur de bouillon très caractéristique. Dans l'anémie, c'est le contraire, les urines sont d'une pâleur remarquable, et elles acquièrent en outre une teinte verdâtre quand avec l'anémie, il y a albuminurie. Dans l'état de santé, on trouve bien des urines très pâles, ou plutôt très claires, lorsque par exemple on a ingéré beaucoup de boissons, mais sans parler de la teinte qui n'est pas la même, ce n'est ici qu'un fait accidentel et sur lequel les malades peuvent parfaitement renseigner l'observateur, tandis que si elles sont toujours pâles, on peut être certain qu'il y a anémie. — Vienne ensuite un autre signe, et on pourra être fixé peut-être sur l'origine et la nature de l'anémie. — Et je dis peut-être, parce que je ne puis empiéter encore sur des signes dont je ne parlerai que plus tard.

Dans l'état nerveux, après les attaques d'hystérie surtout, les urines sont également très peu colorées. — Nous verrons plus loin ce qui pourra les distinguer.

Dans l'ictère habituel, l'urine a une coloration absolument caractéristique, même sans le secours d'aucun réactif. Elle varie du jaune doré au brun avec des reflets verdâtres, et c'est dans l'urine traitée par l'acide nitrique que se décèle l'ictère, bien avant qu'il n'apparaisse sur la peau ou les sclérotiques.

Dans l'ictère habituel ou ictère biliphéique, l'urine tache très vivement le linge en jaune verdâtre.

Dans l'ictère grave ou ictère hémaphéique au contraire, le linge se colore d'une nuance saumon.

Enfin la couleur lavure de chair, indique la présence du sang dans les urines. Et dans ce cas il y a plusieurs choses à considérer. Si l'urine est neutre ou alcaline elle présentera une couleur rouge vif.

Si elle est acide, elle sera au contraire brun roussâtre.

Dans le premier cas elle peut provenir des reins aussi bien que de la vessie, dans le second il est presque certain qu'elle provient des reins.

Mais en faisant usage de réactifs, c'est encore bien autre chose.

Lorsque dans un verre à expérience contenant de l'urine, on verse moitié autant d'acide sulfurique, il se produit une coloration qui, varie du brun foncé au noir thé, selon la quantité de matière colorante préexistante. Et c'est dans l'affection du foie appelée cirrhose, affection dont le diagnostic est si difficile au début, que l'on rencontre la coloration la plus foncée. — Ce signe indiqué pour la première fois par Ziégler suffit seul pour établir d'une façon absolue la maladie, et le fait vient de m'arriver tout récemment dans un cas fort intéressant dont j'aurai l'occasion de parler.

Quand on chauffe dans un tube à essai, de l'urine additionnée de quelques gouttes d'acide chlorhydrique, il se produit également une coloration fort importante, rouge violet d'abord, puis bleu foncé presque noir.

Cette coloration, à laquelle on donne le nom d'uroxantine et que le professeur Gubler a appelée indigose, indique primitivement un trouble dans les fonctions digestives, et secondairement un état général grave; c'est le degré de coloration qui fait connaître le degré de gravité. — Ainsi, bleu dans les affections graves, indigo dans les maladies d'estomac. — Notons que c'est dans le cancer du foie, qu'elle existe en plus grande quantité. — Et c'est là un signe bien précieux, car pendant longtemps le diagnostic est impossible à déterminer par les moyens habituels.

Notons également que les cancers mélaniques des organes internes donnent à l'urine la propriété de brunir au contact de l'air et même de noircir, ce qui n'arrive dans aucune autre maladie.

Reste l'ictère dont j'ai déjà parlé. Si l'on veut faire le diagonstic d'emblée et à une époque où rien ne vient encore l'éclairer, on n'a qu'à verser de l'acide nitrique dans l'urine. — Dans l'ictère ordinaire, il se développera une coloration verte et qui passera rapidement et successivement au bleu, au violet et au rouge, tandis que dans l'ictère grave, il ne se produira qu'une coloration d'un brun foncé rappelant le vieil acajou.

S'il survient au contraire une teinte feuille morte, c'est qu'il s'agit d'un ictère mixte.

Mais dans ces divers signes nous n'avons encore parlé que de l'urine limpide. — Dans l'urine trouble, dans celle qui a laissé déposer des sédiments, il existe d'autres colorations qui à première vue, — et en attendant la confirmation donnée par l'analyse chimique, — sont déjà très importantes.

Tantôt l'urine est trouble lors de son émission. Elle contient alors des matières organisées, du mucus, du sang, du pus, venus des voies urinaires. Et chacune d'elles donne à l'urine un aspect différent.

Tantôt elle se trouble plus ou moins longtemps après son émission, et le trouble provient alors des principes constituants de l'urine.

La gravelle urique lui donne une teinte de brique pilée. — Il en est de même de la goutte, —mais nous verrons qu'il est facile de les distinguer par d'autres caractères.

Les urates présentent une nuance gris sale, la gravelle phosphatique une teinte blanchâtre.

Mais nous étudierons ces divers caractères avec beaucoup plus de fruit, lorsque nous en serons aux sédiments de l'urine.

Il en est de même pour les matières qui ne font point partie de l'urine normale et qu'on n'y rencontre que dans certaines maladies spéciales, l'albumine, le sucre, etc. Devant en faire un chapitre à part, il est inutile que nous en parlions en ce moment.

Odeur.—L'odeur de l'urine varie peu à l'état normal, hormis le cas d'ingestion de certaines substances alimentaires ou médicamenteuses : les asperges, la thérébenthine, le copahu, etc. — Dans les maladies, l'odeur n'offre pas non plus fréquemment des caractères saillants. Signalons cependant l'odeur qu'on a appelée urineuse, odeur qui se produit par la présence du carbonate d'ammoniaque qui se dégage dans les maladies de la vessie, — l'odeur d'hydrogène sulfuré provenant de la décomposition de l'urine, — l'odeur fétide et gangréneuse qui survient dans les cas de fongus ou de cancer de la vessie.

Transparence, consistance, dépôts. — Ces divers caractères physiques se rapprochent trop de ce que nous venons de dire au sujet de la coloration et de ce que nous dirons plus tard à propos des dépôts, pour que nous en parlions plus longuement ici.

Densité. — La densité de l'urine normale est de 1,015 à 1,025, correspondant à 50 grammes environ de matières solides par 1,000 grammes de liquide. — On voit de suite que les variations de densité nous indiqueront immédiatement la proportion de matières solides. Et c'est là un premier signe qui mettra souvent sur la voie de certaines recherches.

Dans l'hystérie, la densité de l'urine ne dépasse pas 1,002 à 1,003.

Dans l'albuminurie 1,010 à 1,012. — Quand il y a excès d'urée 1,030. — Dans le diabète 1,015 à 1,040 et même davantage.

CARACTÈRES CHIMIQUES

Réaction. — Le premier des caractères chimiques que nous constatons, c'est la réaction. L'urine normale est habituellement acide. Cependant, comme elle peut être neutre ou alcaline sans qu'il y ait à proprement parler maladie; comme elle peut en outre, présenter en état de maladie l'une quelconque de ces réactions, ce caractère ne nous servira guère que par son degré ou par les indications qu'il nous fournira pour des recherches ultérieures.

Urines acides. — L'acidité normale de l'urine est due à l'acide carbonique. — Dans ce cas, la teinte rouge du papier réactif de Tournesol disparaît par la chaleur.

Si elle est due au phosphate acide de soude, elle persiste, au contraire, en chauffant le papier. — Et c'est une indication à retenir.

Très souvent des urines acides au moment de l'expulsion, le deviennent beaucoup plus après quelques jours d'exposition à l'air. — Cela tient au précipité d'acide urique libre qui se produit quand il existe un excès. — C'est encore là un renseignement à noter.

En général, dans les maladies chroniques, l'acidité de l'urine diminue. — Il faut en excepter cependant la goutte, le rhumatisme et la gravelle urique. — Notons d'ailleurs, à ce sujet, comme très important, que dans les cas où l'acidité de l'urine persiste pendant longtemps à un haut degré, il se produit le plus souvent une irritation de la vessie et d'autres lésions graves. — Il est donc urgent d'y porter remède aussitôt qu'on s'en aperçoit.

Urines alcalines.—L'alcalinité de l'urine, peut dépendre du carbonate d'ammoniaque ou d'un carbonate de soude. Dans le premier cas, la teinte bleue du papier réactif disparaît par la chaleur; elle persiste dans le second.

Or, cette distinction est fort importante. La présence du carbonate d'ammoniaque en effet, tenant à la décomposition de l'urée sous l'influence de matières animales provenant de la muqueuse des voies urinaires et agissant comme ferment, indique une irritation de cette muqueuse ou une rétention d'urine qui souvent n'est pas appréciable pour le malade. — Et il s'en suit le plus souvent si on n'agit pas avec énergie, des granulations et des ulcérations de la vessie, du pus, et par suite, des dépôts de phosphate de chaux et de phosphate ammoniaco manésien, source inévitable de calculs.

Dans le second cas, c'est-à-dire lorsque l'alcalinité provient de la présence du carbonate de soude, cela indique une oxydation de certains acides végétaux dans le sang. Et il suffit de les supprimer dans l'alimentation, pour voir disparaître l'alcalinité de l'urine. Tels sont ces divers fruits acides que nous consommons à certaines époques, et qu'il serait trop long d'énumérer. — Ce fait, en outre, nous met sur la voie du traitement lorsqu'il s'agit de rendre les urines alcalines, et que les alcalins sont mal supportés.

DES PRINCIPES CONSTITUANTS

DE L'URINE NORMALE

Modifications qu'ils subissent dans les maladies

Eau. — L'urine normale contient de 940 à 960 parties d'eau et même davantage dans certaines circonstances, sur 1,000 parties. Cette proportion peut en effet augmenter considérablement selon la quantité de boissons ingérée, l'activité de la peau, la présence de substances particulières qui exercent une influence sur la sécrétion rénale.

A l'article Densité, nous avons déja vu que ce caractère indiquait la proportion d'eau et de matières solides contenues dans l'urine ; nous n'y reviendrons pas.

Dans les maladies de la peau et dans les affections intestinales, les reins fonctionnent avec une activité beaucoup plus grande, et la quantité d'eau peut ne pas changer, — mais il peut s'en suivre quelquefois des désordres. — Et cela est à noter. D'autre part, il faut se souvenir qu'on peut agir thérapeutiquement sur cette action compensatrice des reins, et en user quand il sera nécessaire.

Lorsqu'il existe une grande quantité d'eau dans l'urine et que les matières solides ne diminuent pas, ce qui revient à dire lorsque la sécrétion urinaire est très abondante, il y a à craindre le diabète insipide.

Si les matières solides sont augmentées, ce sera le diabète sucré.

Lorque l'eau diminue proportiellement, cela tient à la présence d'une plus grande quantité de matière solides. — Tantôt c'est l'urée, tantôt les matières extractives, tantôt les sels.

Quand il y a peu d'urine et peu de matières solides, il y a probablement de l'albumino.

Et si ce caractère s'exagère, c'est un signe d'une altération profonde des reins.

PRINCIPES CONSTITUANTS ORGANIQUES

Les principes constituants de l'urine se divisent, comme nous l'avons vu, en deux classes : les principes cristallisables et les principes incristallisables.

Les uns et les autres peuvent subir des modifications sérieuses et des variations de quantité importantes que nous étudierons dans chaque article, immédiatement après avoir vu quelles sont les origines et la nature de ces principes.

Principes cristallisables. — Les produits organiques cristallisables de l'urine peuvent tous s'obtenir en faisant évaporer quelques gouttes de liquide sur une plaque de verre (1). Ils se montrent alors sous la forme de cristaux d'aspects différents, et très facilement reconnaissables pour celui qui les a observés quelquefois.

Urée. — L'urée est le principe organique le plus important de l'urine, car elle représente le produit le plus avancé le produit type de l'oxydation des matières azotées de l'économie. Elle se montre sous forme de cristaux prismatiques à quatre pans. — Sa quantité est, dans les 24 heures, de 25 à 40 grammes.

On voit immédiatement d'après son origine, que toutes les causes qui provoqueront une désassimilation, une dénutrition plus active, augmenteront la proportion d'urée dans les urines.

Dans l'état de santé, cette proportion peut déjà varier d'une façon assez notable. Ainsi les hommes en sécrètent plus que les femmes, les individus forts plus que les individus faibles. — Ceux qui se nourrissent bien et font en

---

(1) Mon intention étant principalement de montrer tout le parti que l'on peut tirer de l'analyse de l'urine dans l'étude, la connaissance et le traitement des maladies, je me bornerai à de simples généralités, quant aux moyens pratiques à employer pour reconnaître et isoler les différents principes constituants de l'urine et ceux qui peuvent y être accidentellement contenus. Il faut, d'ailleurs, pour ces diverses opérations, des connaissances de chimie auxquelles je serais obligé, à chaque instant, de renvoyer. Mieux vaut donc consulter directement pour cela les ouvrages spéciaux : cours de chimie pratique par W. Odling. Traduction Naquet, chez Savy, 24, rue Hautefeuille. — Principes de chimie biologique par Hardy, chez le même. — Guide pratique pour l'analyse des urines par le docteur Marais, — idem. De l'urine etc., par L. S. Beale, traduit par Ollivier et Bergeron, chez J. B. Baillère, 19, rue Hautefeuille. — Neubauer et Vogel, traduction Gautier, chez Savy, etc.

même temps beaucoup d'exercice, plus que les personnes
mal nourries et inactives.

Dans les recherches sur ces variations de la quantité d'u-
rée, il faut avoir présentes à l'esprit un certain nombre de
circonstances que je vais énumérer.

La quantité d'urine rendue dans les 24 heures peut être
plus considérable que d'habitude. — Il y aura alors proportionnellement moins d'urée et cependant la quantité totale
sera la même qu'à l'état normal.

Par contre, si la quantité d'urine est moindre, il paraîtra
y avoir plus d'urée, et cependant elle n'aura pas varié.

L'urée enfin, pourra exister réellement en plus ou moins
grande quantité, et c'est évidemment le cas le plus intéressant.

Dans les deux premiers, le fait se produit, soit lorsqu'on
a ingéré plus ou moins de liquide, soit lorsqu'il s'échappe
plus ou moins d'eau par les intestins et par la peau.

Dans le dernier, il y a augmentation ou diminution de la
dénutrition, et il n'est pas nécessaire d'insister pour faire
voir l'importance de ce phénomène dans les maladies.

Notons cependant quelques faits particuliers au point de
vue de l'augmentation de l'urée : il a été constaté par les médecins anglais, et j'ai eu l'occasion de vérifier plusieurs
fois cette assertion, qu'il existait une maladie caractérisée
tout spécialement par une excrétion considérable de ce produit, excrétion dont la cause première est encore ignorée.

Il s'agit d'une anémie, bien entendu. Les malades s'affai-
blissent, maigrissent, malgré la meilleure alimentation et
l'emploi des toniques les plus puissants. Le plus souvent
il y a en même temps de la dyspepsie, quelquefois au contraire, l'appétit et la digestion ne laissent rien à désirer, et
on ne sait à quoi attribuer le dépérissement. Or si l'on examine les urines, on trouve une énorme quantité d'urée, ce
qui indique une désassimilation excessive eu égard à l'assimilation. Et dans ce cas, les médicaments d'épargne,
comme l'arsenic, l'alcool, le café, sont nettement indiqués, et
produisent des résultats dont on serait tout étonné si on ne
remontait pas à la cause. Je suis même convaincu que
dans bien des circonstances, des médecins, après avoir vu
échouer dans certaines anémies toutes les préparations de

fer et de quinquina, et tous les autres toniques habituellement employés ont eu eu la bonne fortune de songer à l'arsenic, et n'ont dû qu'à ce hasard une guérison inespérée et
dont ils ne se sont pas rendu compte. Je dis hasard, car
en effet ce n'est pas autre chose, et tous n'y songent pas, et
alors ces malades continuent à dépérir et ils meurent, quant
un diagnostic exact leur aurait facilement rendu la santé.

Au point de vue de la diminution de l'urée, il y a des cas
où elle n'indique point une désassimilation moindre.

Ainsi, lorsque le parenchyme du rein est malade, l'excrétion de l'urée diminue notablement, et la quantité rendue
indique le degré de l'altération.

Dans ces mêmes cas, il existe de l'albumine, et si dans
une albuminurie l'urée reste à l'état normal, on peut affirmer que la lésion n'est pas encore très grave, et que l'albuminurie pourra guérir.

Dans le choléra il n'y a pas d'urée, tout simplement parce
qu'il n'y a pas d'urines.

Dans l'atrophie jaune du foie, l'urine diminue, mais aussi
la proportion d'urée; on trouve alors de la leucine et de la
tyrosine.

Dans les kystes de l'ovaire et le cancer du foie, l'urée diminue, et il est difficile de s'expliquer pourquoi.

Il n'en est pas de même dans les affections du cœur et du
poumon. On conçoit très-bien qu'il doive se produire
moins d'urée en raison de la diminution de l'hématose, et
par conséquent des combustions organiques.

Mais l'étude des variations de l'urée rend bien d'autres
services encore, car on a pu les faire servir de pierre de
touche pour reconnaître l'action d'un grand nombre de médicaments. Et c'est ainsi qu'on est arrivé à déterminer
deux grandes classes de produits médicamenteux, les uns
qui activent la nutrition, les autres qui la modèrent.

Dans la première classe nous avons le fer, le manganèse,
les hypophosphites, les chlorures.

On savait bien autrefois que ces médicaments augmentaient l'activité fonctionnelle, qu'ils donnaient des forces,
pour employer le langage vulgaire, mais ne connaissant
point leur mode d'agir, on les employait, et beaucoup de

médecins les emploient encore aujourd'hui d'une façon empirique et par conséquent bien souvent à faux.

Aujourd'hui on sait très bien qu'ils augmentent la quantité d'urée, ce qui veut dire qu'ils activent la nutrition. On a même été beaucoup plus loin. On a voulu savoir pourquoi se produisait cette activité, et c'est encore l'observation chimique et physique qui a résolu la question.

On a démontré que ces substances augmentaient le nombre des globules du sang. Or, comme les globules sont les vecteurs de l'oxygène, il s'ensuivait que le sang pouvait absorber une plus grande quantité de ce gaz, et qu'ainsi les combustions, et partant la nutrition, étaient plus actives.

Dans la deuxième classe, il est entré un grand nombre de médicaments : l'alcool, l'arsenic, le café, les iodiques, les alcalins, etc., etc...

Toutes ces substances diminuent la quantité d'urée, par conséquent diminuent la dénutrition dont l'urée n'est que le signe indicateur.

Mais comme précédemment, on est allé plus loin. On a voulu savoir comment cela se faisait, et on l'a trouvé pour un grand nombre. C'est en fixant l'oxygène des globules, en l'empêchant — en partie bien entendu, — de servir à la combustion. — Celle-ci étant alors ralentie, la dénutrition, diminue, on use moins ses tissus.

Il semblerait toutefois, disons-le en passant, qu'il y a une sorte de contradiction dans la façon dont les médicaments de ces deux classes arrivent à un résultat identique, l'augmentation des forces, par des voies tout opposées.

Ceux de la première facilitent, il est vrai, la dénutrition, mais ils augmentent bien plus encore l'assimilation par suite de l'impulsion, de l'activité qu'ils donnent à toutes les fonctions, et l'organisme bénéficie de la différence Quant aux médicaments de la seconde classe, diminuant la dénutrition, ils n'augmentent pas à proprement parler les forces, mais comme il les empêchent de diminuer, si par ailleurs on vient à en ajouter, et cela se produit tous les jours par l'alimentation, le résultat est absolument le même.

Acide urique et urates. — L'acide urique n'existe pas dans le sang à l'état libre lorsqu'il n'y a point maladie. — Il se forme au moment de la sécrétion urinaire par suite d'une décomposition des urates contenus dans le sang.

D'après Liébig, et cette opinion a été partagée depuis et l'est encore aujourd'hui par la plupart des chimistes et des médecins, l'acide urique ne serait que le produit d'une combustion incomplète des matières azotées de l'économie, l'urée représentant le type le plus avancé de leur oxydation.

C'est là une théorie qui est contredite à chaque instant par les faits. Pour mon compte, j'adopte pleinement celle plus récente et moins répandue de Golding Bird et de Bence Jones. — A savoir, que l'acide urique et les urates proviennent, soit d'une transformation moins avancée des matières azotées de l'économie, soit de l'excès des substances alimentaires introduites dans le sang et non assimilées.

J'irai même plus loin que ces médecins. Je crois que dans l'état normal la presque totalité de l'acide urique et des urates ne provient que de cet excès de matériaux non utilisés par la nutrition.

En effet, il est impossible d'admettre que toutes les substances ingérées soient toujours employées par l'assimilation.

Pour les médicaments, nous avons la preuve du contraire. Une partie s'assimile pour un temps donné, et le reste est immédiatement rejeté par les urines ou les organes excréteurs.

Evidemment, il doit en être ainsi des matières alimentaires. D'ailleurs, ce qui le prouve surabondamment, c'est que l'acide urique et les urates augmentent lorsqu'on mange avec excès, et ils diminuent dans l'abstinence.

Ils augmentent dans la vieillesse, alors que l'assimilation est affaiblie, ils diminuent dans la jeunesse, où l'assimilation est au contraire très active, puisqu'elle doit fournir à l'accroissement du corps.

Dans les maladies, les faits viennent encore à l'appui de cette manière de voir. Il y a en effet augmentation d'acide urique toutes les fois que l'assimilation est entravée pour une cause ou pour une autre.

Prenons pour exemple les individus qui mangent et boivent habituellement beaucoup et qui, avec cela, font peu d'exercice. Que va t-il nécessairement leur arriver? Ils absorbent plus qu'il ne faut à l'assimilation ; il y aura évidemment un excès habituel de substances alimentaires non utilisées, par conséquent un excès d'acide urique et d'urates, et que se produira-t-il alors, pour peu qu'il y ait prédisposition arthritique? Ces individus seront atteints un jour ou l'autre par la goutte ou la gravelle urique.

Et c'est ce qui arrive tous les jours.

Ce ne sont presque jamais cenx qui se livrent à un travail physique actif, qui sont atteints de ces maladies.

Prenons encore d'autres circonstances — et ceci a également une importance capitale en raison de sa fréquence, de ses conséquences pathologiques et de l'ignorance qui existe à cet égard. — Un individu s'affaiblit, et on ne sait pas pourquoi; on a été on ne peut plus scrupuleux dans la recherche des causes, et on n'a rien trouvé. Il y a ou il n'y a pas de la dyspepsie, souvent l'appétit est assez bon, et cependant l'anémie fait chaque jour des progrès.

Quest-ce que cela peut bien être?

Je suis le premier à signaler ce fait, et on trouvera à chaque instant l'occasion de le vérifier. — Ces individus sont en proie, non pas à la diathèse urique, mais à la diathèse que j'appellerai *uratique*. — On trouve peu d'acide urique libre, mais d'énormes quantités d'urates. — La partie nutritive des aliments passe dans le sang, mais elle est incomplétement assimilée, et ce qui en reste passe dans les urines sous forme d'urates, nouvelle preuve de ma théorie.

Mais mieux que cela, ces malades mangent quelquefois beaucoup, et alors la quantité d'urates augmente, et cependant, pour employer leur propre expression, ils ne profitent pas..... Ce cas a été souvent signalé, et il n'est pas un médecin qui en recueillant ses souvenirs, ne parvienne à se rappeler de quelques-uns, mais on n'en a jamais donné d'explication satisfaisante. On n'a jamais donné surtout la cause et le moyen de la reconnaître.

Ajoutons cependant, et ceci prouve que l'acide urique et les urates ne viennent pas en totalité de l'excès des substances alimentaires non assimilées, ajoutons que la quantité augmente chaque fois qu'il y a obstacle à la désassimilation. Ainsi dans les maladies du poumon et dans celles du cœur il y a augmentation des urates et de l'acide urique par suite de l'obstacle apporté à l'hématose, obstacle qui se traduit par une combustion moins active. Ici cet excès ne vient pas évidemment d'une assimilation incomplète.

Mais il y a encore d'autres circonstances, ou plutôt d'autres causes qui peuvent encore produire un excès d'acide urique. C'est lorsque la peau est malade, c'est-à-dire lorsque les conduits cutanés servant aux excrétions azotées sont obstrués, car alors il faut que les reins suppléent à ce mode d'élimination.

Et il est facile de vérifier cette assertion. On n'a qu'à se plonger dans l'eau froide ou sous une douche d'eau froide, le corps étant en sueur, et ceci arrive à chaque instant dans les pratiques d'hydrothérapie. Aussitôt il y a apparition d'acide urique dans l'urine.

Et il ressort de ceci un grand enseignement que la plupart des médecins mettent en pratique s'en s'en rendre compte. C'est que dans la goutte, le rhumatisme et la gravelle, il faut veiller avec le plus grand soin à l'intégrité des fonctions de la peau. C'est en effet un émonctoire qu'on doit ménager, soit pour donner par là une issue à l'excès des matières azotées, soit pour éviter, cette issue étant fermée, d'augmenter les maladies dont il est question.

Ce n'est pas tout :

Beaucoup de médecins ont professé et professent encore qu'il y a sinon identité, du moins origine commune entre la goutte, le rhumatisme, la gravelle, l'asthme, les affections du cœur, certaines maladies de peau. Et cependant ce sont des maladies bien dissemblables!

Quel est donc le lien qui les unit? L'analyse des phénomènes urinaires nous le fait voir, et on le devine d'après ce que je viens de dire.

Ce lien, c'est la formation de l'acide urique. Tel sera asthmatique ou cardiaque, qui deviendra goutteux ou graveleux parce que dans toutes ces maladies il y a production habituelle d'un excès d'acide urique, sous l'influence d'une cause commune: l'arthritis.

Qu'on ne me fasse pas exagérer cependant l'importance de ce phénomène; beaucoup d'autres causes encore viennent rendre ces maladies, supplémentaires en quelque sorte, ou corrélatives les unes des autres. — Mais je n'ai pas à m'en occuper ici. J'ai à constater seulement la grande part que fournit la production de l'acide urique et de ses urates.

Et encore pour ne pas trop m'étendre sur ce sujet, je néglige bien d'autres indications thérapeutiques que nous montre l'étude de ces phénomènes.

L'acide urique et les urates sont peu solubles. Et ils le sont davantage à chaud qu'à froid.

Ceci explique pourquoi des urines qui en contiennent une notable proportion, forment en se refroidissant un dépôt plus ou moins abondant. Et c'est surtout comme dépôt urinaire qu'il convient de les étudier chimiquement et microscopiquement. Aussi y reviendrai-je dans le chapitre qui traitera spécialement des dépôts et sédiments de l'urine, car je n'ai l'intention de parler actuellement que des principes de l'urine limpide.

Il est vrai qu'ils avaient également droit à ce titre, à une mention qui me permettra d'être plus bref quand j'y reviendrai.

Acide lactique et lactate.— L'acide lactique et les lactatés existent en si faible quantité dans l'urine normale, et leurs indications dans les maladies sont si peu appréciables, que nous les laisserons de côté.

Créatine. — Créatinine. — La créatine et la créatinine proviennent de la désassimilation du tissu musculaire propre. Et ce ne sont que deux formes d'un même produit, la créatine se changeant avec la plus grande facilité en créatinine.

Ces deux substances m'ont paru augmenter sensiblement dans l'atrophie musculaire progressive. A part ce cas, je ne crois pas que dans l'état actuel de la science, on puisse en tirer un parti quelconque.

PRINCIPES ORGANIQUES INCRISTALLISABLES

Matières extractives.— On a négligé pendant fort longtemps, et on néglige beaucoup encore l'étude des matières extractives de l'urine, parce qu'il est fort difficile de les obtenir à l'état de pureté et même de les isoler. Aussi s'est-on contenté presque toujours de les doser en masse.

Cependant, les travaux de MM. Ch. Robin et Verdeil, d'Odling Birg, de Schottins, de Shérer et de Hope, ayant démontré que pour beaucoup au moins, il était possible d'arriver à une détermination précise, on s'en occupa plus sérieusement. Et lorsque le mémoire du regretté professeur Chalvet parut dans le Bulletin de la Société de Biologie, on put entrevoir tout un horizon de découvertes pathologiques et d'indications thérapeutiques nouvelles. Mais depuis encore, en raison des difficultés d'exploration, on les a presque laissées dans l'oubli. Ce que je vais en dire m'est donc à peu près entièrement personnel.

Nous avons vu jusqu'à présent que l'urée et les urates étaient le produit de la désassimilation des substances azotées de l'économie, la créatine et la créatinine, celui du tissu musculaire propre, et nous verrons plus loin ce que deviennent les substances salines et quelques autres.

Mais chaque organe, en quelque sorte, ou les éléments anatomiques des organes, possèdent en outre des produits spéciaux de désassimilation, et cela se comprend parfaitement. Ces produits, ce sont précisément les matières extractives qui sont, par rapport à l'urée par exemple, dans la proportion d'un tiers.

Précisons davantage : Lorsqu'on se livre à un exercice musculaire violent, il ne tarde pas à se produire de la fatigue. Or, on sait très bien aujourd'hui d'où provient cette fatigue. Elle provient de la combustion exagérée de la substance musculaire, ou pour mieux dire, des produits de cette combustion qui viennent encrasser le muscle ; ces produits sont la créatine et la créatinine pour le tissu propre, l'inosite, des lactates et des phosphates de potasse et de soude, et enfin, des matières extractives, l'albuminate de soude par exemple, le bioxyde et le tétroxyde de protéine, etc., etc.

Et il en est ainsi de tous les organes internes, du poumon, du foie, de la rate, etc., etc.

Ces matières extractives passent dans le sang avec les autres produits, et sont éliminées comme eux dans les urines.

Maintenant, que pour une cause ou pour une autre, ces matières, qui, en somme, forment pour chaque organe un contingent considérable, viennent à être imparfaitement éliminées, il existera, comme tout à l'heure pour les muscles, une gêne, une fatigue, et à un degré de plus, un état morbide.

Qu'elles viennent également à s'accumuler dans le sang, par suite d'un excès de production et d'une élimination rénale par ce fait insuffisante, on aura toute sorte d'accidents, dont quelques-uns sont déjà parfaitement démontrés.

Ainsi, dans les phénomènes qu'on a appelé urémiques, ces phénomènes qui se produisent dans les cas d'albuminurie avancée, et qu'on a attribués à un excès d'urée retenue dans le sang (Wilson), ou à la présence du carbonate d'ammoniaque (Frérich), ces phénomènes qui se traduisent par le coma et ne tardent pas à se terminer par la mort; ce n'est point l'urée, ce n'est point le carbonate d'ammoniaque qui sont cause des accidents, c'est la présence des matières extractives dans le sang.

Il y a toujours, en effet, comme l'a démontré Chalvet, une proportion égale entre l'urée contenue dans le sang et l'urée éliminée par les urines.

Si on en trouve peu dans l'urine, c'est qu'il y en a peu dans le sang. On a donc eu tort d'induire d'une diminution dans l'urée excrétée, son augmentation dans le liquide sanguin.

Pour les matières extractives, au contraire, il n'en est pas ainsi, et toutes les fois qu'il existe une maladie ayant un grand retentissement sur l'organisme, il y a excès de production de ces matières, rétention dans le sang, rien ne pouvant les éliminer assez rapidement, et alors phénomènes graves.

Telles sont les fièvres typhoïdes ou les fièvres adynamiques, et en général toutes les maladies aiguës à prédominence typhoïde.

C'est là un véritable empoisonnement, et un empoisonnement qui nous donne parfaitement la clef des divers phénomènes que l'on observe.

Si d'ailleurs, nous voulons préciser, la chose est facile. Prenons l'ictère grave; il y a accumulation dans le sang de cholestérine qui peut, en définitive, être parfaitement assimilée aux matières extractives.

Dans la variole maligne, par suite du manque d'éruption, il y a accumulation dans le sang des déchets produits par le virus variolique, déchets qui doivent naturellement s'éliminer par la peau.

3

Et en effet, c'est l'absence d'éruption qui se remarque dans ces varioles pour ainsi dire foudroyantes.

Plus tard, l'éruption elle-même par sa suppuration et l'infection purulente qui la suit, peut donner à la maladie une gravité considérable, mais ceci arrive après coup et s'explique parfaitement.

Et ne trouverait-on pas dans ces divers faits l'explication du rôle de l'alcool dont on use si largement aujourd'hui dans les maladies à formes adynamiques?

L'alcool abaisse la température, cela est vrai, mais il y aurait bien à dire à ce sujet, car il y a l'effet de retour, et puis, dans bien des circonstances, on est loin de devoir désirer un abaissement de température!

Mais l'alcool qui ralentit la production de l'urée, est un puissant éliminateur des matières extractives. Et n'est-ce point à cette action, je le demande, que l'on doit les heureux résultats qu'il produit?

Mais il y a bien d'autres considérations du même ordre à faire valoir encore au sujet du rôle des matières extractives dans l'économie.

Et j'en revendique la priorité, comme d'ailleurs, pour beaucoup de celles que j'ai émises déjà.

Ne trouverait-on pas, en effet, dans l'action des matières extractives une explication des plus satisfaisantes, à propos des phénomènes qui se passent dans l'infection paludéenne, et de ceux que produit dans ces cas le sulfate de quinine.

Dans la fièvre intermittente on n'a jamais pu expliquer d'une façon satisfaisante, le retour diversement périodique des accès, et leur arrêt plus ou moins immédiat et plus ou moins complet par le sulfate de quinine.

Or, qu'observons-nous dans ces fièvres? L'engorgement de la rate; c'est vrai, mais si l'intoxication est grave, ce n'est pas seulement la rate qui est engorgée, ce sont tous les organes vasculaires : le poumon, le foie, les reins, etc., et ces engorgements, prenons seulement celui de la rate, si l'on veut, parce qu'on l'a mieux constaté, oscillent constamment.

Ils diminuent quand la fièvre a cessé, ils ont augmenté de nouveau quand celle-ci éclate.

Eh bien, faisons cette hypothèse, fort admissible, que l'économie a été infectée par les miasmes palustres, et que eette intoxication agit plus spécialement sur certains organes, en les empêchant, comme nous l'avons vu pour d'autres cas, d'éliminer leurs déchets.

Que va-t-il se passer !

Ces déchets vont s'accumuler, mais seulement dans une certaine limite.

Forcément, il arrivera un moment où les organes feront effort pour se débarrasser; tout entrera en activité, la chaleur augmentera; ce sera la fièvre qui aura éclaté?

Et sous la vive impulsion qu'elle aura déterminée, ces matières s'élimineront, et nous devrons les trouver en plus grande quantité dans l'urine..... Le fait est vrai; on peut le vérifier.

L'élimination opérée, il se fera une nouvelle accumulation, et elle mettra naturellement le même temps que précédemment pour arriver à son maximum.

Chez les uns vingt-quatre heures, chez les autres quarante-huit, etc., mais toujours à peu de chose près, le même nombre d'heures, et une nouvelle fièvre viendra les enlever encore, ainsi de suite.

Quant aux fièvres larvées, l'explication est la même, seulement ici, l'effort de la nature ne se traduit pas par un mouvement fébrile. C'est une douleur qui indique l'équilibre rompu et l'élimination se fait naturellement.

Ou bien c'est une diarrhée, ou tout autre phénomène qui peut suffire par lui-même à produire l'élimination.

Et cela étant, que faudra-t-il faire pour guérir la maladie?

Il faudra donner un médicament capable de remplacer la fièvre dans son action éliminatrice.

Or, ne savons-nous pas aujourd'hui parfaitement que la quinine excite les fibres lisses, qu'elle augmente par conséquent, d'une façon considérable, les circulations locales dans les organes, je dis la circulation locale, car elle ralentit la circulation générale; mais on connait la différence considérable qui existe entre ces deux circulations et leurs agents.

Voilà donc l'action de la quinine parfaitement expliquée.

Et il faudra la donner à doses d'autant plus fortes que l'intoxication le sera elle-même davantage. Il faudra la donner le plus loin possible de l'accès à venir, la donner tout à la fois et y revenir à intervalles fixés d'avance, pour ne pas laisser aux déchets le temps de s'accumuler.

Ce n'est pas tout : s'il existe un autre médicament possédant à un degré quelconque l'action que la quinine exerce sur les circulations locales, il devra guérir l'intoxication paludéenne, tout comme le sulfate de quinine, mais avec moins d'efficacité, si son action est elle-même moins énergique.

Ce sera là, en quelque sorte, la contre-épreuve.

Mais nous n'avons pas besoin d'aller bien loin pour le trouver.

Comment agit l'arsenic sur la circulation? Il active les circulations locales ; par suite de son action sur le système musculaire, dont sont si abondamment pourvues les petites artérielles de ces circulations, action qui produit une contraction progressive des vaisseaux.

C'est absolument comme la quinine, mais à un moindre degré.

Et nous trouvons ainsi l'explication physiologique rationnelle, de l'efficacité de l'arsenic constatée tout d'abord empiriquement.

Seulement, l'arsenic agissant beaucoup moins promptement, beaucoup moins énergiquement que la quinine, ce serait un détestable médicament dans l'intoxication grave. Il est excellent, au contraire, dans l'intoxication bénigne ou ancienne. Et dans ce cas, probablement, parce que des fibres musculaires qui ne se laissent plus influencer par la quinine à laquelle elles sont habituées, sentent, au contraire, l'action d'un médicament dont le *modus agendi* intime n'est pas certainement le même, quoique aboutissant au même effet.

J'ai voulu en quelques lignes, indiquer tout le parti qu'il y a à tirer de l'étude des matières extractives. Il y a là, certainement, comme le prévoyait Chalvet, et malgré ce qu'on a pu dire depuis, une mine de renseignements à exploiter. Je m'y efforce pour ma part, mais sans me dissimuler, et sans vouloir dissimuler aux autres tout ce qu'elle a de difficile au point de vue chimique.

Matières colorantes. — Mucus. — Ayant déjà longuement parlé des matières colorantes de l'urine, à propos de sa coloration normale et accidentelle, je n'ai pas besoin d'y revenir.

Quant au mucus dont j'ai déjà dit quelques mots, il ne peut être étudié avec fruit qu'à l'article que je consacrerai aux dépôts, car ce n'est qu'en cet état qu'il acquiert de l'importance.

PRINCIPES CONSTITUANTS INORGANIQUES

En calcinant à la chaleur rouge le résidu de l'évaporation des urines, les principes organiques sont brûlés, et il reste des cendres qui constituent précisément les principes inorganiques. — Sous des formes différentes toutefois de celles qu'ils avaient quand ils étaient en dissolution dans l'urine, mais il est facile de les trouver séparément par des procédés divers.

On a considéré pendant longtemps les principes minéraux de l'urine, comme ayant une importance infiniment moindre que les principes organiques, l'étude de la gravelle à part, et c'est à peine si on commence aujourd'hui à s'en occuper sérieusement.

Les variations dans les quantités des principes salins de l'urine ont cependant une importance considérable, et il en résulte des indications extrêmement précieuses.

Nous avons vu que sur mille parties d'urine il y avait de dix à douze parties de matières inorganiques. — De celles-ci neuf sur dix sont formées de sels alcalins et sont solubles dans l'eau. Un dixième seulement est composé de sels terreux insolubles.

Les premiers sont constitués par des sulfates, des phosphates et des chlorhydrates de potasse ou de soude. Les seconds par des phosphates, des carbonates et des silicates de chaux, de magnésie et d'alumine.

Sulfates. — Les sulfates, peu nombreux dans les liquides de l'économie, existent dans l'urine en quantité assez considérable, trois à six pour mille. — Ce sont toujours des sulfates de potasse et de soude. Ils sont par conséquent solubles, mais on obtient facilement leur précipitation au moyen de l'azotate de Baryte en ayant soin, pour éviter en même temps la précipitation des phosphates, d'ajouter un peu d'acide azotique ou chlorhydrique. — Et pour apprécier la quantité, on porte le mélange à l'ébullition et on filtre. — Il ne reste que des sulfates.

Les sulfates paraissent jouer un faible rôle dans la nutrition. ils proviennent seulement de la désassimilation des tissus. — Ils augmentent en état de santé avec les exercices violents et avec une nourriture animale.

Dans les maladies, on observe leur augmentation toutes les fois qu'il existe une désassimilation considérable du tissu musculaire.

Dans la chorée, la fièvre rhumatismale et les maladies de peau superficielles, notamment l'eczéma, ils atteignent leur maximum d'augmentation.

Phosphates. — Les phosphates existent en grande proportion dans toute l'économie et nous en ingérons tous les jours de notables quantités avec les aliments. Ils peuvent être divisés en deux classes : les phosphates alcalins qui restent en solution dans l'urine même après addition d'ammoniaque, et les phosphates terreux qui sont dissous dans l'urine à la faveur de son acidité, mais qui précipitent dès qu'on ajoute de l'ammoniaque ou un autre sel alcalin.

Les phosphates alcalins sont ceux de soude neutres, acides ou bibasiques, — et les phosphates de soude et d'ammoniaque.

Les phosphates terreux sont : le phosphate de chaux, celui de magnésie, et le phosphate ammoniaco-magnésien, l'un des sels de l'urine les plus importants, car il donne lieu à une gravelle particulière et à des calculs spéciaux.

Dans l'état de santé, la quantité de phosphates rendue par les urines, varie avec la nature et la quantité des aliments ingérés, et cela se conçoit, si l'on songe qu'un homme adulte absorbe en moyenne chaque jour de sept à dix grammes de phosphates divers. Il faudra donc tenir grand compte de l'alimentation lorsqu'on voudra faire une évaluation exacte des phosphates. — Disons toutefois que dans les maladies aiguës cela est facile, puisqu'en général il n'y a qu'une très faible quantité de nourriture ingérée.

Quelle est la signification des phosphates dans les maladies ?

Question d'alimentation à part, comme je viens de le dire, la réponse est facile, car nous savons très bien quels sont les tissus qui contiennent des phosphates en grande quantité : ce sont les tissus nerveux et osseux.

Dans le tissu nerveux ce sont les phosphates alcalins, dans les tissus osseux les phosphates terreux, et surtout le phosphate de chaux.

C'est au médecin anglais Bence Jones que l'on doit les plus belles recherches sur la présence des phosphates alcalins dans les maladies; il résulte de ces recherches que j'ai eu fréquemment l'occasion de vérifier, qu'il existe toujours un excès, et souvent un excès considérable de phosphates alcalins dans les maladies qui intéressent de près ou de loin le système nerveux.

Ainsi dans les diverses variétés de délire, dans les inflammations du tissu nerveux, cerveau, moelle ou nerfs.

Des recherches particulières que j'ai entreprises sur le même sujet, recherches que je publierai lorsque je pourrai présenter un assez grand nombre d'analyses à l'appui, il résulte également qu'il se produit un excès de phosphates alcalins : dans la paralysie générale, dans l'épilepsie, dans certains états nerveux (nervosismes névropathies générales), et enfin dans la spermatorrhée et dans certaines anémies.

La proportion des phosphates terreux varie moins. On a signalé un excès dans le ramollissement des os (ostéomalacie), je n'ai pas eu l'occasion de le vérifier, mais je l'ai vue augmenter dans un cas de rachitisme, et diminuer au contraire dans deux cas de fractures pendant la formation du cal, et il était d'ailleurs naturel de le penser.

Mais si la proportion des phosphates terreux n'a qu'une importance secondaire, il n'en est pas de même de leur précipitation naturelle dans les circonstances surtout où l'urine est neutre ou alcaline. La même quantité en effet, restera dissoute si l'urine est acide, ou se précipitera si elle ne l'est point. Et ce dernier fait peut souvent se produire. Ainsi dans certaines dyspepsies, mais surtout dans toutes les affections des voies urinaires, quelle qu'en soit la cause, altérations quelconques de la muqueuse, inflammations, présence de sables uriques ou de corps étrangers.

Or dans ce cas, la précipitation des phosphates augmente l'irritation de la vessie, amène la formation du pus, l'incontinence d'urine, et enfin, la production de calculs phosphatiques, pour peu qu'il se rencontre un corps quelconque pouvant servir de noyau. — Du mucus par exemple, ou bien quelques graviers d'acide urique.

Et cette aptitude à former des concrétions, est tellement grande, surtout pour le phosphate ammoniaco-magnésien, que la présence d'un corps étranger dans la vessie, détermine constamment la production rapide des calculs. — Il suffit même de laisser une sonde à demeure pendant quelques temps, pour voir celle-ci s'incruster d'une couché épaisse de concrétions.

Mais il est actuellement inutile de s'étendre davantage sur ce sujet, car nous le retrouverons au chapitre des dépôts urinaires.

Chlorure de sodium. — Le chlorure de sodium existe en assez grande quantité dans l'urine normale, mais il provient en presque totalité de l'alimentation.

Il est à remarquer toutefois qu'il est en quantité d'autant plus grande que la nutrition est plus active ; aussi diminue-t-il dans la plupart des maladies chroniques, ainsi que j'en ai fait l'observation, et surtout dans les anémies.

Il se produit même à cet égard un fait remarquable, c'est que le chlorure de sodium augmente dès que l'anémie tend à diminuer, et bien avant que les malades aient conscience de leur amélioration. Or, c'est là un fait que je crois être le premier à signaler, et qui a une importance considérable.

Les anémies, nous le verrons, forment un des chapitres les plus intéressants dans l'étude des maladies chroniques. On peut même dire le plus intéressant, eu égard à la variété et à l'obscurité de leurs causes. Bien souvent, des malades viennent vous consulter après avoir suivi en vain un grand nombre de traitements, et ils sont par conséquent fort enclins à se décourager, s'ils n'aperçoivent pas rapidement une amélioration dans leur état. — Vous croyez avoir découvert la cause de l'anémie et vous instituez une médication en conséquence. Le malade ne va pas mieux, il se décourage et songe déjà à entreprendre autre chose, ce qui naturellement sera à son grand préjudice si vous avez trouvé juste. Or, que les urines analysées au début, vous montrent à ce moment une augmentation du chlorure de sodium, vous pouvez affirmer hardiment que l'amélioration n'est pas loin, et qu'en tous cas elle surviendra. En présence de votre affirmation, les malades hésitant se raffermiront, et vous leur aurez sauvé la vie.

Je possède bien des cas de ce genre, et j'en citerai de très remarquables.

Carbonates et silicates. — Les carbonates et les silicates existent en très minime proportion dans l'urine normale. Et il ne paraît pas qu'il y en ait davantage dans les maladies, ou que leur signification ait quelque valeur. Aussi et bien qu'on ait signalé leur présence dans certains calculs, les passerai-je sous silence.

PRINCIPES

ACCIDENTELLEMENT CONTENUS DANS L'URINE.

Nous n'avons passé en revue jusqu'à présent, que les principes constituants de l'urine normale limpide, et il nous reste à étudier ces mêmes principes à l'état de dépôts ou de sédiments.

Mais dans les maladies, un certain nombre de principes étrangers peuvent être contenus dans l'urine sans altérer sa limpidité. Nous devons donc en faire l'étude avant d'aborder celle des dépôts dans lesquels nous retrouverons d'ailleurs d'autres substances également étrangères à l'urine normale, et qui ne se montrent point à l'état de dissolution.

Les produits qui en état de maladie peuvent exister dans l'urine sans altérer la limpidité, sont :

L'albumine,
Les constituants biliaires,
Le sucre,
La leucine,
La tyrosine,
L'inosite,
La cystine.

Les autres produits étrangers que l'on peut rencontrer dans l'urine des malades, et dont nous parlerons au chapitre des Dépôts urinaires sont : les matières grasses, la cholestérine, la kyestéine qui rendent les urines plutôt nuageuses que véritablement troubles.

Le mucus, les vibrions, les sarcines, les diverses variétés d'épithélium de la muqueuse urinaire, les moules des tubes urinifères, des épithéliums, les spermatozoïdes qui forment un dépôt relativement léger.

Le pus et les globules sanguins, qui présentent de véritables dépôts allant au fond du vase absolument comme ceux que produisent les principes inorganiques.

Nous n'avons à voir actuellement que les principes étrangers que j'ai énumérés en premier lieu.

Albumine. — L'albumine n'existe pas dans l'urine normale, ou si elle s'y rencontre quelquefois, c'est à titre purement accidentel et en quantité très minime.

La présence de l'albumine indique donc un groupe de maladies tout particulier.

Le plus souvent, l'albumine est liée à une altération des reins qui laissent alors filtrer ce produit, naturellement contenu dans le sang, ou bien elle provient d'une altération particulière du sang ou d'un obstacle à la circulation rénale.

Dans le premier cas, l'altération peut être passagère, aiguë, et se terminer rapidement par la guérison. Les urines sont alors brun foncé et même sanglantes. L'albuminurie aiguë cependant peut donner lieu à tous les accidents ultimes de l'albuminurie chronique, et se terminer d'une manière fatale. Mais nous n'avons pas à nous occuper de ces cas

Dans l'albuminurie chronique ou maladie de Bright, les urines sont au contraire très pâles avec un œil verdâtre, et d'une faible densité.

L'albuminurie coïncidant avec une proportion normale d'urée est moins avancée que celle où l'urée présente une diminution. Cela prouve en effet qu'un grand nombre des tubuli des reins sont intacts.

Un autre moyen excellent, et plus positif encore, consiste dans l'examen au microscope des tubes urinifères, mais nous en parlerons au chapitre des Dépôts.

En dehors de la maladie de Bright, toutes les fois que le sang laisse échapper son sérum au travers des parois vasculaires, on trouve de l'albumine dans les urines, car le sérum la tient en dissolution. Dans les anémies profondes, dans les hydropisies, surtout les hydropisies cachectiques.

Il en est de même lorsqu'il se fait une hémorrhagie dans les voies urinaires, ou que celles-ci sécrètent du pus, et cela pour la même raison.

Il est très important de savoir cela, car autrement on diagnostiquera une albuminurie vraie, alors qu'il s'agit de tout autre chose. Et le fait se produit très souvent dans la pratique ordinaire. Pour ma part, du moins, j'ai eu fréquemment l'occasion de l'observer, et tout récemment encore.

Le 22 octobre, je vis dans mon cabinet un malade M. Mart., 6, rue de la Tour-d'Auvergne, qui m'apporta des urines en me priant de les analyser. — Il y avait un dépôt de phosphates terreux et du pus en assez grande quantité. Le cas était fort simple d'ailleurs.

Il y avait une rétention d'urine, par suite catarrhe de la vessie, urines alcalines, précipitation des phosphates terreux, et suppuration, et ces divers accidents s'entretenant l'un l'autre, tournaient ainsi dans un cercle vicieux.

Dans ma consultation je ne mentionnais pas bien entendu, la présence de l'albumine, puisqu'elle n'était qu'un épiphénomène accessoire. Il y avait du pus, donc il y avait l'albumine de ce pus. Or le malade me montra alors deux consultations et une analyse faite par un pharmacien, et partout on mentionnait l'albumine avec le diagnostic albuminurie, de sorte que ce malade était depuis longtemps traité pour une maladie qu'il n'avait point, alors qu'on négligeait celle qu'il avait.

Je laisse à deviner sa surprise en voyant ce qu'il pensa être mon ignorance !..... Je ne mentionnais pas l'albumine, une chose aussi importante, et qui constituait toute sa maladie ! J'eus beaucoup de peine à lui démontrer qu'il y avait en effet une erreur, mais qu'elle ne provenait pas de mon fait.

Et on comprend toutes les conséquences qu'une faute semblable peut entraîner chez un malade.

L'albumine peut encore exister dans les urines, lorsqu'il y a un obstacle à la circulation rénale, que cet obstacle d'ailleurs, vienne d'une congestion passagère, comme dans la pneumonie, certaines hydropisies, etc., ou de tumeurs exerçant une compression sur la veine cave. Dans la grossesse, c'est également fort souvent le même phénomène qui donne lieu à la présence de l'albumine.

Je pourrais me dispenser d'indiquer les moyens à employer pour reconnaître l'albumine, car on les retrouve partout. Cependant, comme on est souvent exposé à commettre des erreurs, et que toutes sont loin d'être connues, j'en dirai quelques mots.

Deux procédés sont habituellement mis en usage pour découvrir l'albumine. On chauffe le liquide ou on y verse de l'acide nitrique, et l'albumine se précipite.

Il peut arriver qu'en chauffant, le précipité soit si faible, quand il y a peu d'albumine, qu'on ne le reconnaisse pas, surtout si l'urine est déjà un peu trouble, Le meilleur moyen pour éviter cette cause d'erreur, c'est de chauffer la partie supérieure du liquide, les moindres différences entre la partie chauffée et celle qui ne l'est pas, deviennent ainsi très appréciables.

Il se forme quelquefois par la chaleur un précipité, et ce n'est point de l'albumine, ce sont des phosphates. En ajoutant quelques gouttes d'acide nitrique, le précipité se redissout, et on reconnaît l'erreur. D'où la précaution d'essayer toujours par la chaleur et l'acide nitrique.

D'autrefois il existe de l'albumine et on n'obtient point de précipité par la chaleur. Cela tient à la présence d'un peu d'acide nitrique laissé par mégarde dans le tube à expérience. On en ajoute quelques gouttes, et le précipité a lieu ; d'où la précaution de verser l'acide progressivement.

Par l'acide nitrique on peut avoir un précipité et ce n'est pas de l'albumine, mais des cristaux d'acide urique. En chauffant, ils se dissolvent ; d'où nouvelle raison d'employer les deux procédés.

J'ai été si souvent témoin d'erreurs de ce genre, et le préjudice causé aux malades est tellement grave, que j'ai tenu à le signaler de la façon la plus explicite.

Tout dernièrement encore, 14 décembre, je voyais dans mon cabinet un malade, M. Halter, 7, rue de la Monnaie, qui venait me consulter à l'occasion d'une albuminurie pour laquelle on le soignait depuis quelques temps. Chose assez remarquable, l'urine précipitait par la chaleur et par l'acide nitrique employés séparément, mais avec les deux, les précipités se dissolvaient. — Il y avait donc à la fois, par un hasard bizarre, des phosphates et de l'acide urique, mais point d'albumine. Je laisse à penser si le malade fut content. — Et encore ici, ne risquait-il pas grand chose.

Mais dans une albuminurie méconnue, c'est autrement grave.

Quant à l'évaluation de la quantité d'albumine, chose très importante pour apprécier les degrés successifs d'aggravation ou d'amélioration, il suffit le plus souvent, au point de vue chimique, d'en faire un dosage approximatif au moyen d'un tube gradué. — On verse chaque fois la même quantité de liquide, et après l'avoir fait bouillir avec quelques gouttes d'acide nitrique, on laisse refroidir. On note quelques heures après le degré qu'atteint le dépôt, l'albumine restant au fond et l'urine étant claire au-dessus, et on se rend compte ainsi de l'augmentation ou de la diminution de quantité. On peut même, la connaissant d'avance par un dosage exact, se faire un tube qui indique la quantité d'albumine pour tous les cas qui se présentent. Mais il est nécessaire, pour ces diverses expériences, d'avoir un tube assez long et de faible calibre, les différences étant beaucoup plus sensibles.

Quant au dosage exact qu'il est bon de faire une première fois, je renvoie aux traités de chimie dont j'ai parlé.

Constituants biliaires — Ce que j'ai déjà dit sur les

constituants biliaires à propos des diverses réactions obtenues dans la coloration de l'urine, me dispense d'entrer ici dans de plus longs détails. — Je passe donc pour arriver à l'un des produits anormaux les plus importants avec l'albuminurie, je veux parler du sucre.

Sucre. — Les urines qui renferment du sucre sont en général assez pâles et d'une densité de beaucoup au-dessus de le moyenne. — 1,020 à 1,050.

Devant, à propos du diabète dont je parlerai dans le dernier chapitre, entrer dans diverses considérations à ce sujet, je n'en dirai rien ici au point de vue de l'état morbide que caractérise la présence du sucre. — Mais je ne puis complètement passer sous silence les moyens de le reconnaître, car ils sont si nombreux et si souvent sujets à des causes d'erreur, que le médecin est quelquefois fort embarrassé.

Le plus souvent dans la pratique, on se sert de la liqueur de Barreswil. — Mélangée à l'urine et portée à l'ébullition, il se produit, s'il y a du sucre, une belle coloration rouge et d'autant plus vive qu'il y en a davantage. — Mais l'acide urique et les urates produisent, avec ce même réactif, une couleur rouge pâle qui a souvent trompé les expérimentateurs.

D'autre part, si l'urine est très acide, la réaction ne se produit pas ou se produit mal. — Il est bon alors d'ajouter avant l'ébullition un peu de potasse caustique au mélange.

Un autre moyen très employé également, consiste à faire bouillir l'urine avec un peu de potasse caustique. S'il y a du sucre, il se produit une couleur acajou qui peut aller jusqu'à la teinte la plus foncée. — Mais cette coloration se produit quelquefois plus ou moins quand il n'y a pas de sucre.

Aussi, laissant de côté ces diverses causes d'erreur, le plus simple est de faire plusieurs essais successifs et différents, et si tous réussissent, on peut hardiment affirmer qu'il y a du sucre.

Voici pour mon compte, comment je procède, et ce n'est pas long :

1° Je fais bouillir du sucre avec de la potasse caustique. — S'il se produit une coloration acajou, il y a de très fortes présomptions pour que l'urine contienne du sucre ;

2° J'ajoute alors de la liqueur de Barreswil. S'il y a une

vive coloration rouge, on peut à peu près affirmer qu'il existe du sucre! Mais je poursuis :

3° Je mélange à l'urine de la potasse et du bismuth; s'il se fait une couleur noire, plus de doute, il y a du sucre, on peut l'affirmer ;

4° Veut-on une nouvelle preuve? — A l'urine bouillie avec de la potasse on ajoute un peu d'acide nitrique. — Il se produit une défervescence, l'urine se décolore et on sent manifestement l'odeur du caramel. — Avec l'acide sulfurique, l'odeur est encore plus prononcée.

Le dosage exact est assez compliqué, et je n'en dirai rien.

Mais le dosage approximatif est facile ; il suffit d'employer l'urinomètre pèse-sucre. — Et les malades atteints de diabète devraient tous faire usage de cet instrument, qui leur servirait de thermomètre pour le régime qu'ils doivent suivre, et qui doit être d'autant plus sévère que le sucre est en plus grande abondance.

Leucine, tyrosine, inosite, cystine.— Ces divers produits qui cristallisent tous d'une façon spéciale, ce qui peut les faire facilement reconnaître, sont, ainsi que quelques autres, l'acétone, la taurine, l'allantoïne, l'hypoxanthine, de découverte trop récente pour qu'on puisse savoir encore exactement la signification de leur présence dans les maladies. Aussi me contenterai-je de les mentionner. Mais nul doute que par la suite elles arrivent à nous fournir des indications importantes. Pour cela il faut les étudier chaque fois que nous les rencontrerons dans nos recherches de laboratoire, et chercher à nous rendre compte des influences qui les font naître.

DÉPOTS ET SÉDIMENTS DE L'URINE

Nous n'avons étudié jusqu'à présent que les principes en dissolution dans l'urine. Plusieurs de ces principes, comme je l'ai déjà dit, se précipitent sous diverses influences, soit immédiatement, soit après un temps variable, et forment alors des dépôts tout particuliers. D'autres principes dont nous n'avons pas encore parlé, ne se rencontrent en outre dans l'urine que sous cette forme de dépôts. Et ils acquièrent tous, par cette concentration, des caractères dont il est nécessaire de faire une étude spéciale.

Pour que cette étude soit réellement profitable, surtout dans la pratique, il faut absolument prendre les dépôts tels qu'ils se présentent habituellement à nos regards, c'est-à-dire avec leurs caractères physiques les plus tranchés. Peu importe d'ailleurs l'ordre dans lequel apparaîtront ces produits! Nous les connaissons déjà presque tous, et pour les autres, ils se trouveront précisément classés dans l'ordre naturel où nous les aurions placés si nous avions voulu les choisir.

Quant aux moyens micrographiques ou chimiques propres à les reconnaître, nous en donnerons un aperçu lorsque nous les aurons étudiés, renvoyant comme d'habitude, aux ouvrages spéciaux de chimie pour les détails de l'analyse.

Les dépôts urinaires se présentent à nous sous deux aspects très tranchés.

Les uns rendent trouble la totalité de l'urine, ils sont formés par des produits en suspension.

Les autres se précipitent plus ou moins au fond du vase, laissant au-dessus d'eux une certaine portion d'urine parfaitement claire. Et ce caractère sert déjà à les différencier en dépôt floconneux, — en dépôts denses à volume étendu, — et enfin en dépôts cristallins, ces derniers n'occupant qu'une faible étendue, et s'attachant aux parois du vase.

Nous allons les étudier séparément et dans cet ordre :

DÉPOTS EN SUSPENSION

Nous trouvons parmi les dépôts en suspension dans l'urine des *urates* très finement divisés : des *vibrions*, des *matières grasses* et de la *Kyestéine*.

Urates. — Les dépôts d'urates tenus en suspension sont très communs, ce sont eux que l'on trouve le plus souvent dans l'état de santé. Ils se forment plus ou moins longtemps après l'émission, et disparaissent par la chaleur. — A la longue ils descendent au fond du vase. — Nous connaissons déjà leur signification.

Vibrions. — Dans certaines circonstances, l'urine se trou-

ble presque immédiatement, et si on l'examine au microscope,
on y découvre une énorme quantité de petits corpuscules
organisés auxquels on a donné le nom de vibrions, subdivi-
sés eux-mêmes en plusieurs classes. Les vibrions sont un
produit de la fermentation au contact de l'air des urines
acides, et renfermant une plus ou moins grande quantité de
mucus. — C'est à peu près sans importance

Matières grasses. — On rencontre quelquefois dans
l'urine des matières grasses émulsionnées qui donnent à
l'urine une apparence laiteuse. Ces matières sont insolubles par la chaleur, mais elles se dissolvent rapidement par
l'éther. — Elles indiquent un excès de graisse dans le sang
ou une dégénérescence graisseuse des reins ou du revête-
ment épithélial de l'appareil urinaire.

Kyestéine. — La kyestéine est une substance que l'on a
fréquemment rencontré dans l'urine des femmes enceintes,
forme une pellicule en suspension à la surface du liquide.
Elle est probablement composée d'une partie des éléments
du lait, et on a voulu en faire un signe caractéristique de la
grossesse. — Malheureusement elle manque fréquemment,
et d'autre part on peut la rencontrer dans d'autres cas ; aussi
sa valeur est-elle considérée aujourd'hui comme à peu près
nulle.

DÉPOTS FLOCONNEUX

Les dépôts floconneux occupent, eu égard à leur quantité,
un volume considérable. Ils sont formés par du *mucus*, des
épithéliums provenant des voies urinaires, des *spermatozoaires* et des *moules urinifères*.

Mucus. — Le mucus existe souvent dans l'urine normale
quelques heures après son émission, et il forme à la partie
inférieure du liquide un nuage épais et floconneux que l'on
reconnaît facilement au microscope, et qu'il est facile de
précipiter au moyen de l'acide acétique.

Lorsque la quantité de mucus est peu considérable, il n'y
a pas à s'en occuper et surtout à s'en préoccuper ; mais si le
dépôt est abondant, il indique sûrement une irritation d'un

4

point quelconque de la muqueuse des voies urinaires, et comme dans ce cas il est toujours accompagné d'épithéliums, la nature de ces derniers servira à déterminer le point qui est affecté.

Très fréquemment on rencontre dans l'urine un dépôt d'aspect absolument semblable à celui du mucus, mais avec une consistance glaireuse, et on le confond le plus habituellement avec ce dernier. C'est une erreur dont il faut être prévenu. Le mucus n'affecte jamais cette forme glaireuse. Il y en a évidemment dans ces cas, mais il y a une autre chose bien plus importante, c'est du pus qui a été rendu glaireux dans la vessie par suite d'un dégagement de carbonate d'ammoniaque, absolument comme cela se passe dans un verre à expérience, et il s'agit alors d'un catarrhe de la vessie beaucoup plus avancé que dans le cas où il n'existe simplement que du mucus.

Epithéliums. — On rencontre dans l'urine normale un certain nombre de cellules épithéliales qui proviennent de la desquamation physiologique de la muqueuse des voies urinaires, mais cette quantité augmente considérablement lorsqu'une partie quelconque de ces voies est malade.

Les épithéliums peuvent également provenir chez la femme de la muqueuse vaginale ; les uns et les autres se distinguent aisément au microscope, qu'ils soient mélangés au mucus ou aux sédiments, et ils indiquent tout à la fois une inflammation des voies urinaires et le point précis de cette inflammation.

Spermatozoaires. — Les spermatozoaires ou spermatozoïdes sont les éléments spéciaux et caractéristiques du sperme. Ils se rencontrent fréquemment dans l'urine dans certaines circonstances dont il est inutile de parler, et dans la spermatorrhée ou perte séminale. Ils sont très facilement reconnaissables au microscope, et peuvent être quelquefois distingués à l'œil nu, lorsqu'ils sont en quantité assez considérable. Dans ce dernier cas ils ont l'aspect du mucus, avec lequel ils sont d'ailleurs le plus souvent mélangés, mais ils présentent une infinité de points très brillants qui les font distinguer du mucus ordinaire.

Il s'agit, lorsque les spermatozoaires se présentent habituellement en assez grande quantité dans l'urine d'un malade, d'une affection qui doit certainement éveiller toute l'attention du médecin. L'examen des urines au microscope étant en outre le seul moyen certain de révéler l'existence de cette maladie, et de mettre ainsi sur la voie du diagnostic dans un grand nombre d'affaiblissements divers qu'on ne sait à quoi attribuer; il y a à la pratiquer une importance considérable. Mais cela posé, il faut faire justice du tableau véritablement effrayant que depuis Lallemand on a tracé de cette maladie. Beaucoup de livres qui se trouvent entre les mains des gens du monde en font une telle peinture, qu'il est des malades qui, à ce seul mot, pertes séminales, se croient voués à des tourments sans nom et à une fin inévitable. C'est un tissu d'exagérations et de mensonges qui n'ont de vrai que le mal qu'ils ont fait.

A chaque instant je vois des malades qui ont des spermatozoaires dans leur urine, même en quantité assez notable, et qui n'en ont jamais rien éprouvé. Beaucoup d'autres ont ces affaiblissements divers dont je parlais tout à l'heure, et ils guérissent parfaitement bien.

Moules urinifères. — Les moules en cylindres urinaire se rencontrent constamment dans les affections albumineuses des reins et ils servent à diagnostiquer le degré de la maladie.

Tant qu'il n'existe pas d'altération des cellules épithéliales des tubes urinifères, il ne s'agit que d'une albuminurie passagère.

Lorsque les cellules des cylindres épithéliaux et des cylindres colloïdes apparaissent dans l'urine, il peut n'exister encore qu'une albuminurie aiguë, le plus ordinairement susceptible de guérison.

Les cylindres granulo-graisseux caractérisent la période de transition entre l'albuminurie encore guérissable et celle qui ne l'est plus.

Les cylindres hyalins appartiennent à la période avancée de la maladie, à celle qu'il n'y a plus d'espoir de voir reculer, le rein étant trop fortement désorganisé dans sa structure.

On conçoit combien ces observations sont importantes au point de vue du diagnostic exact et du pronostic de la maladie, et les conséquences qu'il est permis d'en tirer.

DÉPOTS DENSES A VOLUME ÉTENDU

Cette classe comprend le *pus*, les *urates* et les *phosphates*. — On les rencontre très fréquemment, et leurs indications étant toutes différentes, leur diagnostic exact a la plus grande importance. Il est d'ailleurs prompt et facile à trouver en suivant le procédé indiqué par le docteur Beale, et je l'indique ici en raison de son utilité pratique.

On prend une quantité déterminée du dépôt, et on le mélange avec la moitié de son volume de potasse.

S'il ne se produit aucun changement, il n'y a que des phosphates.

Si le mélange devient transparent, visqueux et filant, c'est du pus.

S'il devient transparent mais non visqueux, il n'y a que des urates.

S'il devient visqueux et non transparent, il y a du pus et des phosphates en même temps. — Le cas échéant d'ailleurs, l'analyse chimique et le microscope viennent démontrer la réalité de ce premier examen.

Urates. — Les dépôts d'urates sont les plus communs, nous l'avons déjà dit en parlant de ceux qui se présentent sous forme de nuage léger.

Ce sont des urates de soude qui les composent en grande partie, avec quelques urates d'ammoniaque, de chaux et de magnésie.

Nous avons déjà dit qu'elle était la signification qu'il fallait attribuer à la présence des urates en excès.

Quant le fait est accidentel, il n'a que peu d'importance ; tout au plus indique-t-il une certaine disposition à la formation de ces produits.

S'il se produit au contraire fréquemment, à plus forte raison habituellement, il faut s'enquérir avec soin des circonstances qui ont pu l'amener, afin de les combattre efficacement.

Quant au traitement direct, c'est en général aux alcalins, et principalement à l'eau de Vichy et à l'eau de Vals que l'on a recours, et cette médication est bonne en effet. Mais l'analyse des urines nous a précisément fait découvrir un moyen bien préférable encore. C'est l'emploi de l'acide benzoïque et du benzoate de soude.

Sous leur influence en effet, il est démontré que l'acide urique et les urates, sels très peu solubles, sont transformés en acide hippurique et en hippurates excessivement solubles au contraire. Ces médicaments, ont en outre, l'avantage d'agir à faibles doses, et ce n'est pas à dédaigner, car les alcalins doivent être administrés en quantité et longtemps, si l'on veut en retirer de bons effets, et tout le monde est loin de bien les supporter.

Pus. — Le pus se rencontre dans toutes les inflammations des voies urinaires. — Il se présente sous deux formes : l'une que j'ai déjà décrite en parlant du mucus. C'est cette forme gélatineuse qu'il affecte par sa congulation au contact d'une urine alcaline. Et dans ce cas il ne tombe plus au fond du vase, mais il trouble tout le liquide, qui est d'ailleurs pris en masse.

Dans la seconde forme, il s'amasse au bas du liquide qui reste d'ailleurs, au moins pendant quelque temps, plus ou moins trouble en raison d'une certaine quantité de globules purulents qui sont en suspension. On le reconnaît facilement en agitant le dépôt avec un peu d'ammoniaque. Il prend immédiatement, quelquefois au bout d'un certain temps seulement, cette apparence de masse gélatineuse que je signalais tout à l'heure.

A un certain âge, on rencontre très fréquemment de petites quantités de pus dans l'urine, ce qui indique une légère inflammation partielle dela muqueuse ou plutôt des replis de la muqueuse urinaire. Ce fait n'a pas une grande importance.

Il n'en est pas de même lorsque le pus se trouve habituellement mélangé à l'urine dans une certaine proportion. Il indique alors évidemment une inflammation plus ou moins profonde, une suppuration d'un point quelconque de la muqueuse urinaire, et ce point sera le plus souvent déterminé par les caractères des épithéliums qui se rencontreront en même temps que le pus.

Si le pus vient de la vessie, il s'y rencontre des cristaux

de phosphates triples. Ils manquent au contraire dans l'inflammation du bassinet du rein.

Je n'ai pas à parler ici des diverses affections que j'ai caractérisées sous la domination générale d'inflammations, ni des causes qui ont pu les déterminer. — Cette étude trouvera beaucoup mieux sa place lorsque je traiterai des maladies en particulier.

Phosphates. — Les phosphates que l'on rencontre le plus souvent dans les dépôts, sont le phosphate ammoniaco-maguésien et le phosphate de chaux. — En ajoutant de l'ammoniaque, le premier précipite sous forme de cristaux étoilés, le second sous forme pulvérulente. Ces dépôts sont toujours blancs, ce qui suffit déjà à les distinguer des dépôts d'urates plus ou moins gris et de ceux d'acide urique roses ou rouges. — Quant aux dépôts de pus, ils leurs ressemblent souvent beaucoup, mais nous savons que rien n'est plus facile que de les distinguer par d'autres caractères.

La présence des dépôts de phosphates indique que l'urine est ou devient rapidement alcaline. Et on sait ce qui peut s'en suivre.

Si l'urine est déjà sédimenteuse au moment de l'émission, c'est un signe presque certain de l'existence de calculs phosphatiques.

On peut cependant avoir accidentellement une urine alcaline, et l'émission de ce sédiment n'a pas alors d'importance.

Je ne m'étends pas davantage sur la signification de ces dépôts, en ayant déjà parlé dans l'un des chapitres précédents,

Dépôts cristallins. — Ces dépôts sont constitués principalement par l'acide urique et par le carbonate de chaux.

Acide urique. — Quand il n'y a que de l'acide urique, on le reconnaît facilement; il se présente, en effet, sous forme de sables rouges qui retombent immédiatement au fond du vase si on vient à l'agiter. Ils laissent de plus, sur les parois, une teinte rose plus ou moins foncée, qui est très caractéristique.

Mais très souvent, l'acide urique est mélangé à des urates, et alors il faut l'isoler et l'examiner au microscope.

L'acide urique étant très peu soluble, se dépose très facilement lorsque par une cause quelconque, il vient à être séparé des urates ; le lieu où se fait cette séparation a une assez grande importance.

L'acide urique peut être mis en liberté en arrivant dans le rein, et il forme alors ces calculs qui occasionnent ce que l'on a appelé la colique néphrétique.

Dans la vessie, il formera soit des calculs d'acide urique pur ou d'acide urique avec noyau d'oxalate de chaux, si ce dernier existe déjà ; il pourra enfin servir lui-même de noyau au phosphate ammoniaco-magnésien, puis alterner avec lui, etc.

Si au contraire, l'acide urique n'est mis en liberté qu'un certain temps après la miction, cela ne veut pas dire nécessairement qu'il y en a en excès ; il peut, et c'est même ce qui arrive le plus souvent, se précipiter uniquement par suite de la fermentation acide de l'urine, et sans qu'il y en ait une proportion anormale.

J'ai parlé ailleurs de la signification de l'acide urique, je n'ai pas besoin d'y revenir.

Carbonate et oxalate de chaux. — Très rares dans l'urine, ces deux sels qui n'ont d'ailleurs d'importance actuellement, qu'au point de vue de la formation de quelques calculs, ne nous arrêteront pas davantage. Il suffit de les avoir compris dans notre énumération.

Aperçu de la méthode à suivre lorsqu'on veut faire servir l'analyse des urines à l'étude des maladies

J'espère avoir mis assez de clarté dans l'exposé que je viens de faire des éléments normaux et phatologiques de l'urine, pour que chacun ait pu saisir, au moins d'une façon générale, les indications très nombreuses que peut fournir l'analyse de ce liquide.

Cependant, je veux montrer encore en quelques lignes, qu'il n'est pas aussi difficile qu'on le croit généralement, d'appliquer ces connaissances à l'étude des maladies, et j'indiquerai quelle est la méthode qu'on doit suivre.

Le principal, en effet, c'est de savoir s'orienter et diriger sa marche.

Ainsi, pour les dépôts, par exemple : Voilà un dépôt qui s'est formé dans l'urine d'un malade ; est-il bien difficile, dans la pratique journalière, de se rendre compte de sa composition ?

Pas le moins du monde, et je vais essayer de le démontrer en m'occupant à la fois de l'analyse chimique et de l'analyse micrographique, comme l'a très bien fait le docteur Marais, auquel je renvoie tout spécialement à ce propos.

D'une façon générale d'abord, la réaction acide ou alcaline nous indique approximativement la composition du dépôt.

URINES ACIDES. — Coloration plus ou moins rouge du sédiment, urates, acide urique, etc.

URINES ALCALINES. — Coloration blanche, ou blanc plus ou moins grisâtre ; mucus, pus, phosphates, etc.

Les premiers se dissolvent à chaud ou par les alcalis ; les seconds par l'acide acétique.

Comment étudier un sédiment ?

On en dépose un atome sur le porte-objet du microscope, et on regarde.

Tous les principes cristallisables ayant une cristallisation différente, bien connue de l'opérateur, cela va sans dire, on les découvre de suite.

Les autres se présentent sous forme de granules, ou de globules, mais de formes et de dimensions différentes, et cela les fait également reconnaître, d'autant mieux que ni les uns ni les autres ne s'y trouvent à la fois.

D'ailleurs, on les essaye par les réactifs et tout particulièrement par l'acide acétique qui différencie en grandes classes.

Il est vrai qu'il ne suffit pas toujours de reconnaître ces produits, il faut encore les doser, et ici, les opérations sont peut-être un peu plus compliquées.

Néanmoins, on est arrivé aujourd'hui à procéder au dosage par des moyens extrêmement simples, et certainement, tous les médecins qui voudraient étudier un peu la question, qui reprendraient les notions de chimie qu'ils ont sues autrefois, au moins en grande partie, qui enfin, s'exerceraient pendant quelque temps aux manœuvres de laboratoire, arriveraient parfaitement à s'en tirer dans l'immense majorité des cas qui peuvent se présenter dans la pratique.

Il ne faut pas croire, d'ailleurs, qu'on soit obligé dans la pratique et même dans l'étude, de procéder fréquemment à des analyses complètes ; ce serait véritablement fastidieux, et le temps manquerait pour en faire chaque jour un nombre suffisant.

C'est tout à fait inutile.

Pour l'étude, on prend d'abord, en général, pour objectif un ou deux produits tout au plus. Ainsi, quand je faisais mes recherches sur les urates, je n'examinais à ce point de vue que les urates. Pour le chlorure de sodium la même chose. Et dans toutes les recherches, d'ailleurs, c'est ainsi que l'on procède, sauf à enregistrer ce qui, incidemment, peut présenter de l'intérêt, afin de s'en occuper spécialement plus tard, s'il y a lieu.

S'il s'agit de malades, ce n'est guère plus compliqué, attendu qu'on a pour se guider dans ses recherches, les renseignements historiques et symptomatiques que vous donne le malade lui-même.

Prenons quelques exemples :

Un malade vient vous consulter pour un affaiblissement que rien n'explique, pour une anémie qui a été en vain soignée jusqu'à ce moment. Quant aux phénomènes qu'il éprouve, ils n'ont rien de particulier, rien qui puisse mettre sur la voie du diagnostic véritable.

C'est certainement là le cas le plus fréquent et l'un des plus complexes.

Eh bien, nous savons quelles sont les causes occultes, si je puis ainsi dire, qui peuvent occasionner cet affaiblissement. Nous allons les rechercher sans nous préoccuper d'autre chose, pour le moment, du moins.

Y a-t-il de l'albumine, du sucre, un excès d'urates, un excès d'urée, des spermatozoïdes ?

La plupart de ces recherches peuvent être faites presque instantanément, et on n'a même pas toujours besoin d'aller jusqu'au bout.

Mais supposons qu'on ne trouve rien... C'est qu'il y a alors une affection organique encore latente, et alors la clinique pure reprend ses droits. Mais comme elle a plus d'autorité alors !

Supposons, au contraire, qu'il s'agit bien d'une des causes

que je viens d'énumérer, et qu'en outre, il existe un affaiblissement tout spécial du système nerveux.

Nous serons amenés à compléter l'analyse par la recherche
des phosphates qui nous indiqueront s'il y a oui ou non une
dénutrition particulière du tissu nerveux, et si nous la constatons, nous trouverons dans ce fait l'indication précise de
faire entrer les phosphates dans notre médication.

Prenons un autre exemple : Un malade se présente à nous
avec les signes encore éloignés d'une cirrhose du foie. Le
diagnostic en est fort difficile. On y a peut-être pensé, mais
il est impossible de se prononcer. En quelques instants nous
sommes complétement fixés.

S'agit-il enfin, d'une affection quelconque des voies urinaires? Elle ne peut être méconnue, quant à ses caractères
généraux, mais on ignore la nature exacte et le siége précis,
on ignore la cause.

L'examen des dépôts est facile à faire ; il n'y a pas besoin
de dosage ; c'est du mucus, ou du pus, ou des phosphates, ou
de l'acide urique... toutes choses faciles à trouver par un
examen chimique rapide ; et le microscope dit le reste par
l'examen des épithéliums.

Et ainsi de suite dans tous les cas, comme on en verra
bientôt la preuve.

CONDITIONS GÉNÉRALES

Sur les résultats que l'on peut obtenir par l'analyse raisonnée des urines

DANS LA CONNAISSANCE ET LE TRAITEMENT

DES MALADIES CHRONIQUES,

Nous savons actuellement quelle est la composition de l'urine normale. Nous connaissons en outre les changements que les maladies apportent dans cette composition ; les variations de quantité des principes constituants et leur signification, ainsi que celle des produits étrangers anormalement contenus dans l'urine.

Nous pouvons donc tirer dès à présent des conclusions générales, et nous essayerons de les vérifier à propos de l'étude particulière des maladies ; mais d'abord quelques grandes questions.

L'analyse des urines est-elle vraiment indispensable ; est-elle même utile à un degré quelconque pour arriver à la connaissance et au traitement des maladies ?

A-t-elle produit et peut-elle produire des résultats particuliers et qui lui soient propres ?

En second lieu, est-il vrai qu'à chaque état morbide corresponde une modification spéciale de l'urine ; et peut-on la reconnaître dans l'état actuel de nos connaissances scientifiques ?

On doit pour résoudre ces questions, se placer à divers points de vue.

Au point de vue de l'étude des maladies, de la recherche de leurs causes de production, de leur nature, de leurs conditions de développement, de marche et de durée, de leur traitement, etc., la réponse ne saurait être douteuse. Il est certain que l'étude des urines a enrichi la pathologie et la thérapeutique, d'un nombre considérable de découvertes. On a pu d'ailleurs s'en assurer incidemment en parcourant les pages précédentes, et encore n'ai-je pu qu'en indiquer quelques-unes, et l'avenir nous en réserve bien d'autres, car l'étude d'un grand nombre de produits contenus dans les urines pathologiques n'a encore été qu'effleurée, et par les résultats qu'elle a déjà donnés, nous pouvons facilement en induire ce qu'elle produira lorsque nous serons plus complétement fixés.

Mais peu de médecins peuvent se livrer à ces études approfondies. La généralité n'a d'autre but que l'exercice pratique de la médecine, les soins à donner aux malades ; et les soucis, les exigences de la clientèle, leur laissent bien peu de temps pour l'étude. Aussi n'est-ce que d'une façon accessoire, et lorsque les circonstances s'y prêtent, qu'ils peuvent apporter de loin en loin leur part de tribut à la science. C'est donc le point de vue pratique qui les intéresse plus particulièrement, et c'est celui-là surtout dont il faut démontrer l'importance, car combien affectent de la nier !

« Beaucoup de médecins, dit le professeur Beale en parlant de l'analyse des urines, ont le tort de regarder ces recherches savantes et délicates, comme inutiles dans la pratique. C'est là une manière de voir fort irrationnelle, car nous aurons d'autant plus de moyens de traiter les maladies, que nous connaîtrons tous leurs éléments de production. » — Et j'ai fait voir dans le chapitre précédent, qu'il n'y avait pas à se préoccuper outre mesure de la difficulté présumée de ces recherches.

Dans les maladies aiguës cependant, je conviens qu'il serait difficile de généraliser cette pratique, soit au point de vue du temps, soit au point de vue des services qu'on pourrait en retirer d'une façon immédiate. Les maladies aiguës présentent en effet un ensemble de symptômes presque toujours caractéristiques pour le praticien éclairé, et alors qu'il se tromperait au début, leur marche rapide ne tarde pas à le mettre sur la voie avant que l'erreur commise ne puisse devenir préjudiciable.

Nous pourrons donc concéder facilement, qu'à part un petit nombre de cas, on peut sans grand préjudice, dans les maladies aiguës, délaisser d'une façon générale l'examen des urines. Dans les services hospitaliers toutefois, cet examen qui y est d'ailleurs beaucoup plus facile, ne doit point être négligé, ne serait-ce qu'au point de vue de l'étude, et je dois ajouter qu'on s'en occupe le plus souvent d'une façon très sérieuse quoique trop restreinte à certains égards, et sans méthode.

Pour les maladies chroniques, il n'en est plus ainsi. Les symptômes en effet sont moins accusés, surtout dans les premiers temps, et de plus, fréquemment insidieux. Les causes d'une même maladie peuvent être nombreuses et toutes différentes ; or si on méconnaît la cause véritable, impossible de s'en tirer. Rarement en outre, les maladies chroniques se trouvent dégagées de complications, et celles-ci finissent souvent par absorber si bien les phénomènes primitifs, qu'il devient fort difficile de s'y reconnaître. Et je ne parle pas de ces cas si nombreux où une maladie chronique pourrait être évitée si on se rendait exactement compte de ses phénomènes prémonitoires.

En considérant l'examen des urines au point de vue le plus restreint, on est bien obligé d'admettre qu'il peut servir au même titre que l'auscultation et la percussion dont on reconnaît à chaque instant l'utilité. Et encore ces deux moyens d'exploration ne servent-ils en général qu'à préciser le diagnostic. Bien souvent pour le traitement on pourrait s'en passer, tandis que l'examen des urines, nous l'avons vu et nous le verrons mieux encore tout à l'heure, met sur la voie du diagnostic alors que rien ne peut encore le faire soupçonner. Pour l'albuminurie et le diabète notamment, le fait se produit à chaque instant, et j'en rapporterai de nombreux exemples.

Il est donc démontré que l'analyse des urines peut produire des résultats très importants et qui lui sont entièrement propres.

Mais je vais plus loin : dans la plupart des maladies chroniques elle apporte le plus souvent un contingent absolument indispensable.

Mais est-il vrai qu'à chaque état morbide corresponde une modification spéciale de l'urine, et peut-on la reconnaître dans l'état actuel de nos connaissances ?

Il est hors de doute que chaque maladie entraîne dans l'excrétion urinaire une modification toute particulière et caractéristique ; et parmi ceux qui se sont occupés sérieusement de la question, il n'en est pas un qui ne soit prêt à l'affirmer.

Malheuréusement il n'en est pas moins vrai que dans l'état actuel de nos connaissances, il est impossible souvent de déterminer qu'elle est la nature exacte de cette modification. C'est là le but vers lequel doivent tendre nos efforts, et on y arrivera certainement un jour, mais on n'y est pas encore arrivé.

Toutefois, la part qui reste à l'analyse des urines comme moyen d'investigation est assez belle pour n'avoir rien à envier à aucun autre. Elle les dépasse même de beaucoup comme services rendus, et on peut affirmer hautement que dans l'état actuel, il n'est peut-être pas un cas de maladies chroniques où elle n'ait une utilité incontestable et souvent indispensable.

C'est à ce point de vue que je me placerai dans ce chapitre et le suivant pour démontrer toute son importance.

Quand on se trouve en présence d'un individu malade, et surtout d'un individu atteint de maladie chronique, il y a un grand nombre de choses à considérer :

1° La nature de la maladie, l'entité morbide, cela va sans dire ;

2° Les causes déterminantes de la maladie ;

3° Les causes d'entretien, qui ne sont pas toujours les mêmes que les causes déterminantes ;

4° Les manifestations symptomatiques, très variables selon les cas, et plus ou moins graves ;

5° Les complications, qu'elles viennent d'une maladie concomitante, ou simplement de la maladie primitive, ou bien qu'elles tiennent à l'individu malade lui-même, à ses antécédents physiologiques ou pathologiques, au milieu dans lequel il vit, aux traitements qu'il a suivis.

Le diagnostic exact est fort complexe on le voit, et on peut bien dire *à priori*, que pour l'établir et pour instituer le traitement le plus convenable, il n'est pas de trop de tous les moyens d'investigation que la science met à notre disposition.

Dans les maladies aiguës, la question est beaucoup plus simple. C'est pour cela que je disais à l'instant « surtout quand on se trouve en présence d'une maladie chronique. »

C'est pour cela également, qu'au début de ce chapitre, j'admettais qu'on délaissât jusqu'à un certain point l'examen des urines dans les maladies aiguës.

Un malade est atteint en effet : d'une pneumonie, ou d'une pleurésie, d'une variole, d'une angine, d'une orchite ou de tout autre maladie aiguë...... L'entité morbide est facile à déterminer.

Les causes n'ont pas d'importance, ce sont en général des causes premières. C'est un refroidissement, le contact avec un autre varioleux..... Qu'est-ce que cela peut faire au traitement ?

Les manifestations symptômatiques? On les suit pas à pas et elles se caractérisent du jour au lendemain.

Les complications? on les connait d'avance ; on peut les prévenir. En tous cas on les voit venir.

Quant à celles qui tiennent à l'individu lui-même, au milieu dans lequel il vit, aux traitements qu'il a suivis, c'est le plus ordinairement une affaire de renseignements. On n'y peut pas d'ailleurs grand chose, le plus souvent.

Mais pour les maladies chroniques, quelle différence!

La nature de la maladie ? Elle peut échapper à chaque instant, car les mêmes symptômes se rapportent souvent et pendant longtemps à plusieurs états morbides différents.

Pour ceci comme pour le reste, on pourrait prendre un exemple de démonstration, en piquant en quelque sorte au hasard dans le cadre nosologique des maladies chroniques.

Un individu digère mal, il souffre ou ne souffre pas pendant sa digestion, il a ou il n'a pas de vomissements, etc...... Est-ce une dyspepsie, et de quelle nature? Est-ce un ulcère simple? est-ce un cancer? Personne au monde ne peut le dire jusqu'au jour où survient un phénomène caractéristique, et il s'écoule souvent bien du temps.

Un autre a des palpitations ; est-ce une maladie de cœur? Qui pourra l'affirmer pendant longtemps?

Un tel a de l'ictère, c'est une maladie du foie ou de ses annexes ; mais laquelle?

Tel autre a des vertiges, des étourdissements... Quelle en est la nature?

Et si nous prenons une maladie générale, l'affaiblissement

général de l'économie, par exemple, l'appauvrissement du sang, les anémies, c'est bien autre chose encore.

Mais déjà nous touchons aux causes, si importantes dans l'étude des maladies chroniques, qu'on ne peut presque les séparer de l'entité morbide; et je ne parle pas des causes premières qui, très souvent nous échappent et contre lesquelles nous serions fréquemment désarmés, mais des causes secondaires ou déterminantes, contre lesquelles nous pouvons beaucoup.

Ainsi, les dyspepsies et les anémies, à combien de causes tiennent-elles?

Les étourdissements, les vertiges, dépendent des causes les plus opposées.

Et il en est ainsi de presque toutes les maladies chroniques, parce qu'elles s'accusent le plus souvent par un ou plusieurs symptômes qui par eux-mêmes n'ont rien de caractéristique, puisqu'ils peuvent se rapporter à des entités morbides différentes.

On conçoit donc, et pour ne pas me répéter, devant y revenir tout à l'heure, je ne puis ici que l'indiquer; on conçoit que l'examen des urines ait la plus grande valeur dans la détermination de l'entité morbide et de ses causes.

Pour l'anémie, nous le savons, ce peut être l'albumine, le sucre, la diathèse uratique, etc., et seul, l'examen des urines nous en donnera la clef.

Pour l'ictère également, nous l'avons vu.

Pour les dyspepsies, le vertige, les palpitations, nous verrons quelles indications importantes nous donnera à cet égard l'analyse des urines.

J'omets à dessein les affections des voies urinaires, car cela tombe sous les sens.

Les causes d'entretien? Elles peuvent être très nombreuses, très différentes, et elles sont très importantes à connaître. Certainement, l'interrogatoire du malade nous mettra souvent sur la voie, mais que de fois l'analyse des urines nous fournira à cet égard des renseignements importants !

Les manifestations symptômatiques? Les complications d'où qu'elles viennent? Car, dans cette nomenclature que j'ai faite à dessein d'une façon un peu arbitraire, afin de mieux faire voir ce qu'ont de complexe les maladies chroniques, tout s'enchaîne ; dans ces manifestations, dis-je, ou autres complications, que de fois nous trouverons dans les urines une explication que nous avons en vain cherchée partout ailleurs !

Tel malade ayant une affection du cœur parfaitement caractérisée, voit son oppression habituelle augmenter considérablement. On l'explique d'une façon très simple. La gêne est devenue plus considérable du côté des poumons ; il y a un peu de congestion, etc., et on a beau faire, l'oppression ne diminue pas... On examine les urines, et on trouve qu'il y a un arrêt considérable dans les fonctions de la peau ; c'est très facile à constater. On agit sur la peau, et l'oppression disparaît ou revient à son état primitif.

Ou bien, dans la même maladie, il se produit un œdème de la face, et il n'y a rien aux extrémités inférieures ; c'est plus qu'anormal. On examine les urines, et on trouve de l'albumine. La congestion des reins, si fréquente dans les affections du cœur a augmenté, et il y a tout à craindre si on n'agit pas directement sur cette complication.

Un anémique en traitement devient d'une sensibilité excessive, d'une grande irritabilité, il perd toute aptitude au travail intellectuel comme au travail physique, il a des tremblements musculaires, des contractures. Les toniques habituels n'y font rien. On examine les urines, et la grande quantité de phosphates alcalins qu'elles contiennent vient indiquer une dénutrition excessive du tissu nerveux. On donne des phosphates, et tout va bien, (voir page 93, le mode d'administration des phosphate).

On traite un dyspeptique. Il commence à bien digérer, il a de l'appétit, et en profite pour regagner le temps perdu et reprendre des forces. Viandes saignantes, grillées ou rôties, viande crue au besoin, il n'épargne rien ; et cependant ses forces n'augmentent pas... Vous examinez les urines, il y a une énorme quantité d'urates. Ce qu'il absorbe ne s'assimile pas, et ce n'est pas étonnant. L'assimilation qui était depuis longtemps, peut-être, fort inactive, ne peut tout à coup reprendre son énergie.

Que faire alors ? L'analyse des urines complétée, d'ailleurs, par la chimie biologique, va encore nous le dire.

Il faut d'abord diminuer un peu les aliments, et l'estomac

ne s'en plaindra pas, car en continuant ainsi, la dyspepsie pourrait bien revenir. Il faut ensuite donner de faibles doses d'hypophosphite de soude ou du chlorure de sodium. La désassimilation, caractérisée par une augmentation d'urée, va devenir plus considérable ; mais il va s'établir un courant entre elle et l'assimilation, qui sera tout à l'avantage de cette dernière. De plus, pour le chlorure de sodium surtout, les sécrétions de l'estomac et de l'intestin étant beaucoup plus actives, le suc gastrique plus acide, les aliments deviendront, par ce fait, infiniment plus assimilables ; et il ne faut pas chercher ailleurs l'explication des résultats obtenus par ces deux agents dans la phthisie et les maladies consomptives en général.

Au point de vue de l'action des médicaments, l'analyse des urines peut avoir également dans certains cas une grande importance.

Tantôt un médicament qui pour agir doit être absorbé, ne l'est pas ou l'est en trop faible quantité ; il faut augmenter les doses, ou si cela ne remédie pas au défaut d'absorption, le cesser, je parle, bien entendu, des médicaments qui consécutivement s'éliminent par les urines en quantités proportionnellement connues.

Tantôt il s'élimine trop rapidement ; tantôt enfin, il ne produit pas, quelqu'en soit le motif, l'effet qu'on en attend, et on peut quelquefois se trouver embarrassé ; et pour bien me faire comprendre, je prendrai un exemple.

Dans les anémies secondaires ou consécutives, dans les anémies qui suivent les hémorrhagies ou qui accompagnent les convalescences de beaucoup de maladies aigües, les longues suppurations, certaines diathèses, etc., les préparations de fer donnent souvent peu de résultat ou il se fait attendre, si bien, qu'un grand nombre de médecins ne les prescrivent plus dans ces cas, ou les malades eux-mêmes n'en voyant pas l'effet, sont les premiers à y renoncer.

Qu'on examine les urines, en effet, et on ne voit aucun changement dans la nutrition ; mais qu'on donne, par hasard, ou le sachant, du tartrate de fer et de potasse à haute dose, et aussitôt on verra l'urée augmenter considérablement, et une amélioration sensible se produire.

J'ai observé ce fait un grand nombre de fois, et je le

signale parce qu'il n'est pas connu, parce que même dans les traités de thérapeutique les plus récents on le passe complétement sous silence. Cependant, les médecins qui ont pu suivre il y a vingt ans les spirituelles et savantes cliniques du Dr Ricord, à l'hôpital du Midi, ont pu être témoins des effets merveilleux produits dans la cachexie syphilitique par l'administration à haute dose, administration empirique certainement, du tartrate de fer et de potasse? Qu'on essaye dans les cas dont je parle et on verra quels résultats on obtiendra. Mais je m'arrête. Je crois en avoir assez dit d'ailleurs, pour faire voir le rôle et l'importance de l'analyse des urines dans les maladies chroniques, surtout devant y revenir encore en détail.

En résumé : l'examen des urines a dans un très grand nombre de circonstances une importance capitale, dans beaucoup d'autres une utilité considérable, en raison des renseignements qu'elle peut fournir ; et dans tous elle peut être avantageuse, ne serait-ce que par ses résultats négatifs, car ou sait alors à quoi s'en tenir, et on peut marcher avec bien plus de confiance et de hardiesse.

Les médecins qui ne s'occupent que des maladies chroniques, ne devraient donc jamais négliger ce moyen d'investigation. Quant à ceux qui n'en voient qu'incidemment, lorsqu'il s'en présente dans leur clientèle, ils devraient y avoir recours, toutes les fois qu'ils sont incertains du diagnostic, ou que le traitement institué ne répond pas à leur attente.

MÉTHODIQUE DES URINES

Maladies chroniques considérées séparément

Si mon but avait été seulement de démontrer l'importance considérable qu'il faut attacher à l'analyse des urines dans le diagnostic et le traitement des maladies chroniques, je crois qu'il serait inutile d'aller plus loin. Ce que j'ai déjà dit a dû suffire en effet, pour convaincre les plus incrédules.

Mais j'ai l'intention d'aller plus loin.

Alors qu'on connaîtrait très exactement, soit les principes de l'urine normale et leur signification, ainsi que celle des modifications qu'ils peuvent éprouver, soit les produits anormaux qui peuvent s'y rencontrer dans les maladies.

Alors qu'on saurait parfaitement découvrir et doser ces divers produits, et c'est un sujet que j'ai pu à peine effleurer.

Il resterait encore à appliquer ces connaissances, dans la mesure la plus large, aux divers cas de maladie qui peuvent se présenter. Or, c'est là toute une étude à faire, et je sais trop ce qu'elle m'a coûté, pour ignorer les obstacles que le médecin rencontrerait à chaque pas, et pour ne point chercher à les aplanir.

Et qu'on ne voie point dans ceci une contradiction avec ce que je disais dans un chapitre précédent, sur la facilité relative que présente l'analyse des urines.

Je n'en parlais alors qu'au point de vue des recherches de laboratoire, et ce sont celles qui effrayent le plus les débutants. Mais au point de vue de la clinique, il faut apprendre à pratiquer.

Et il en est ainsi, d'ailleurs, de tous nos autres moyens d'investigation. On peut parfaitement connaître d'une façon théorique l'auscultation et la percussion, et se trouver fort embarrassé auprès du malade. On sait très bien que tel son, que tel bruit, que tel râle correspond à telle lésion, mais on ne sait pas encore les reconnaître, les différencier...

Ce n'est donc qu'en étudiant séparément chaque maladie, en l'envisageant sous les diverses phases dans lesquelles l'analyse des urines peut avoir une utilité incontestable, qu'on pourra se faire une idée nette et de la façon dont il faut procéder cliniquement, et des résultats qu'on peut espérer.

Ce n'est pas toutefois, un cours de pathologie que j'ai l'intention de faire, aussi laisserai-je dans l'ombre tout ce qui ne sera pas immédiatement nécessaire à mon sujet. Quant aux observations dont je ferai suivre chaque exposé de maladie, observations forcément très écourtées, leur démonstration sera d'autant plus grande, que chaque fois l'examen des urines est venu éclaircir quelque obscurité ; et leur signification sera d'autant plus complète, qu'il s'agira toujours de maladies datant de fort longtemps, et ayant déjà été traitées en vain de diverses façons.

Pour l'intelligence de mon sujet, voici le tableau des maladies chroniques dont j'ai l'intention de parler d'une façon plus ou moins étendue.

Affections constitutionnelles ou diathèses.
ANÉMIES. (Affaiblissement général de l'économie, appauvrissement du sang). — ARTHRITIS, *Goutte.* — *Gravelle.* — LYMPHATISME. — SCROFULE. — *Engorgements ganglionnaires.* — HERPÉTISME. — *Maladies de la peau. — Dartres. — Rhumatisme musculaire. — Diabète.*

Névroses.
Nervosisme. — Hystérie. — Chlorose. Névralgies. — Vertiges. — Epilepsie.

Maladies de l'appareil digestif.
Gastralgies. — Dyspepsies. — Catarrhe gastrique. — Constipation, — Diarrhée.

Maladies du foie.	*Engorgement simple. — Inflammation chronique (Cirrhose).—Calculs (coliques hépatiques). — Cancer.— Kystes hydatiques.*
Maladies des reins.	*Néphrite chronique simple.— Pyélo-Néphrite. — Néphrite calculeuse. — (Coliques néphrétiques) néphrite albumineuse. — (Albuminurie).*
Maladies de la vessie.	*Inflammation chronique (Cystite. — Catarrhe). — Gravelle.*
Maladies de l'utérus et de ses annexes.	*Métrite chronique. — Leucorrhée. — Kystes de l'ovaire.*
Maladies de poitrine.	*Bronchite chronique. — Asthme. — Emphysème. — Oppression. — Phthisie pulmonaire.*

Maladies du cœur. — Hydropisies.

AFFECTIONS CONSTITUTIONNELLES

OU DIATHÈSES

Anémies. — *Affaiblissement général de l'économie ; appauvrissement du sang.* — L'anémie est caractérisée primitivement par l'appauvrissement du sang, secondairement par l'affaiblissement général de l'économie, et elle se traduit par les phénomènes les plus divers.

Toutes les causes de spoliation ou de non réparation de l'organisme produisent l'anémie. Les hémorrhagies, la trop grande abondance des sécrétions naturelles, sueurs, urines, lait, etc. Les secrétions ou excrétions anormales, comme les diarrhées, les hydropisies, le sucre, l'albumine. Les privations, de quelque nature qu'elles soient, et notamment l'insuffisance de l'alimentation, ou bien la mauvaise élaboration des aliments, ou leur assimilation incomplète. Les excès de toute sorte, et enfin les maladies.

La liste en est longue, on le voit, et encore n'en ai-je point donné tout le détail, Or, si quelques-unes de ces causes sont faciles à reconnaître, il en est beaucoup d'autres qui présentent les plus grandes difficultés, et c'est dans celles-ci surtout, que l'analyse des urines a la plus grande importance. Je dis, surtout dans celles-ci, car même dans les autres, elle peut avoir une utilité incontestable, soit au point de vue des complications, des causes d'entretien, etc., soit au point de vue du traitement.

Mais quelques exemples feront mieux ressortir ma pensée.

ANÉMIE. — *Diabète méconnu.* — A une époque où l'on n'examinait les urines des malades que lorsque les symptômes étaient devenus si caractéristiques qu'il était impossible de faire autrement, les cas de diabète paraissaient rares, et tous étaient graves. Cela tenait uniquement à ce qu'on ignorait complétement l'existence de cette maladie chez une foule de personnes qu'on soignait pour tout autre chose. Quand on s'apercevait de la maladie réelle, elle était grave, parce qu'elle était ancienne et qu'on n'y avait rien fait. L'analyse des urines ne servait absolument qu'à confirmer un diagnostic qu'on pouvait déjà presque affirmer sans cela.

Aujourd'hui que l'attention des médecins a été plus vivement appelée sur ces faits, il y a beaucoup plus de diabètes, parce qu'on les reconnaît plus tôt. Je connais des malades qui sont diabétiques depuis douze, quinze, vingt ans, et qui grâce au traitement, grâce au régime, se portent parfaitement, tout en ayant toujours du sucre dans leur urine.

J'en voyais un il y a huit jours à peine, M. T..., 76, rue Bonaparte, qui venait me consulter pour une autre affection. Il est diabétique depuis douze ans, et il se porte admirablement; mais sa maladie a été reconnue et soignée à temps par le professeur Bouchardat.

Toutefois, ces réserves faites, j'ajouterai que la plupart des médecins ignorent encore qu'il peut y avoir dans les urines du sucre, même en quantité considérable, sans qu'il se produise aucun des accidents symptômatiques qui caractérisent cette maladie.

Le plus souvent, il n'y a pendant longtemps que les divers

phénomènes d'affaiblissement occasionnés par toutes les anémies. Et quelquefois il n'y a rien.

Pas plus tard que le 18 janvier dernier, j'étais consulté par M. Mor..., 104, rue Saint-Lazare, pour une affection goutteuse. C'est un des hommes les plus robustes que j'ai jamais vus ; il n'a pas le moindre symptôme d'affaiblissement, pas le moindre changement dans l'appétit, la soif ou la sécrétion urinaire. Et cependant, il a une énorme quantité de sucre dans les urines !

Le voilà en traitement, et je ne crains pas d'affirmer qu'il vivra tout aussi bien avec son diabète qu'il vivait avec sa goutte. Mais si cela s'était prolongé, que serait-il advenu ? Des accidents graves auraient éclaté tout à coup... Voilà donc un malade, et lui-même le comprend, qui doit presque certainement la vie à l'analyse des urines.

Je citerai encore Mme R....., rue Saint-Dominique, qui pendant un an a été en vain traitée pour une chloro-anémie dont les progrès étaient tous les jours plus sensibles. Et rien dans l'état de ses organes ou dans l'excrétion de ses urines qu'on n'avait pas examinées, ne pouvait faire soupçonner ce dont il s'agissait. Elle vint me voir, et je trouvai du sucre dans ses urines..... Depuis, sous l'influence d'une médication appropriée, elle se porte admirablement.

J'en vois ainsi très souvent. On ne saurait donc apporter trop d'attention dans le diagnostic de ces affaiblissements que rien ne parvient à arrêter. Quant aux cas qui sont absolument latents, qui ne se manifestent par aucun symptôme, c'est plus difficile, et seul le médecin qui examine sérieusement les urines de tous ses malades, pourra les découvrir.

ANÉMIE. — *Albuminurie méconnue.* — Tout ce que je viens de dire comme généralités à propos du diabète méconnu comme cause d'anémie, peut s'appliquer à l'albuminurie. A chaque instant on peut en rencontrer. Personnellement, j'en vois peut-être proportionnellement plus qu'un autre, mais je suis convaincu qu'il n'existe pas un médecin ayant eu dans sa clientèle un certain nombre d'anémies rebelles, qui n'eût pu constater des cas d'albuminurie s'il avait chaque fois examiné les urines.

En voici quelques exemples remarquables :

Mlle D....., rue de Rivoli, avait depuis six mois considérablement maigri et pali, et ses forces avait disparu malgré la conservation de l'appétit.

Soignée d'abord par une chloro-anémie essentielle, l'insuccès des médications mises en usage et quelques circonstances particulières, avaient fait penser à une cause morale que la malade ne voulait pas révéler. Il n'y avait pas eu d'œdème, même des paupières ; je note ce fait, parce que s'il eût existé, il aurait peut-être éclairé les médecins qui donnaient leurs soins à la malade.

Quoiqu'il en soit, les urines n'avaient point été examinées. Or, elles contenaient de l'albumine. Mais d'un autre côté, il n'y avait que des cylindres épithéliaux et colloïdes, pas même de cylindres granulo-graisseux. De sorte que je crus pouvoir promettre une guérison complète. Et en effet, cette malade est aujourd'hui mariée et mère de famille.

Une autre jeune fille de 22 ans, Mlle S....., m'était amenée par sa mère au mois de juillet dernier. Depuis un an ellle avait maigri et s'était très affaiblie. Son appétit et ses digestions étaient irrégulières ; elle avait des palpitations, de l'essoufflement, un malaise général et des douleurs vagues, plus prononcées cependant dans les reins. De plus, une très légère bouffissure des paupières. Inutile de dire que tout ce qu'on avait fait n'avait rien produit. Il y avait une albuminurie méconnue, et heureusement comme dans le dernier cas, encore guérissable. Elle va très bien aujourd'hui.

Mais il n'en est pas toujours ainsi.

Il y a peu de temps, le 13 septembre 1872, j'étais consulté par M. Voitrin, demeurant 7, impasse de l'Ecole. Il y avait déjà assez longtemps qu'il se sentait affaibli et on avait méconnu la cause de cet affaiblissement. Il n'y avait pas seulement de l'albumine, mais des cylindres granulo-graisseux en quantité, ce qui indiquait une altération déjà profonde des reins. Aussi sera-t-il bien plus long et bien plus difficile de le guérir, et j'ai dû ne pas le lui cacher, afin qu'il se soumît au traitement avec la plus grande sévérité.

Mais enfin ce malade pourra encore guérir. Mais combien d'autres présentent des cylindres hyalins qui enlèvent tout espoir ! Et si on s'était aperçu plutôt de la cause de leur maladie, on aurait pu les sauver ! Je n'en ai vu que trop d'exemples.

ANÉMIE. — *Spermatorrhée méconnue.* — A propos de la présence des spermatozoïdes dans les urines, j'ai déjà dit ce qu'il fallait penser de la spermatorrhée et des descriptions fantastiques de cette maladie. Le plus souvent, ces descriptions exagérées pour les besoins de la cause, sont de pure invention, ou elles se rapportent à un ramollissement de la moëlle.

La spermatorrhée ne produit pas tous ces désordres si graves, et elle guérit parfaitement.

Cependant, à une condition… c'est qu'elle soit reconnue; car sans cela, l'affaiblissement général devient excessif, malgré les traitements habituels de l'anémie, le moral s'affecte, et les malades finissent par tomber dans le marasme.

Or, rien ne caractérise la spermatorrhée, si ce n'est la présence des spermatozoïdes, et quand il n'en existe pas dans l'urine, s'il y a de la spermatorrhée ce n'est qu'accidentellement, sous l'influence de causes fugaces; il n'y a pas à s'en occuper, ce n'est pas là la vraie spermatorrhée.

Malheureusement, quel est le médecin qui s'assure s'il y a des spermatozoïdes dans l'urine de ses malades?

Je suis à chaque instant consulté par des malades qui se croient atteints de spermatorrhée, et j'ai toutes les peines du monde à leur démontrer qu'ils sont dans une erreur complète, car cette idée a fait son chemin, et pour peu qu'un individu qui en est imbu voie un peu de liquide prostatique, sa tête part, et il se croit perdu. Naturellement l'appétit se perd, les digestions se dérangent, et il survient de l'anémie.

Dans ces cas, il n'y a qu'un remède : procéder devant eux à l'examen microscopique, leur faire voir d'une part, une photographie ou une planche représentant des spermatozoïdes vus au microscope dans une goutte d'urine; et d'autre part, leur permettre de s'assurer qu'il n'en existe point chez eux. S'ils sont convaincus, comme en somme, c'est le moral seul qui les a rendus malades, ils guérissent n'importe avec quoi.

Mais par contre, que de fois ai-je vu des jeunes gens anémiés qui étaient atteints d'une spermatorrhée dont ils ne se doutaient pas !

Ceux là, on leur rend plus de services encore en découvrant leur maladie. Et il n'est pas nécessaire, au contraire, de leur dire ce dont ils sont atteints.

J'en possède une foule de cas véritablement très intéressants.

Un fonctionnaire public du département de Seine-et-Oise, éprouve, depuis environ quatre ans, un affaiblissement général, qui depuis quelques temps surtout, a beaucoup augmenté. Toutes ses fonctions languissent; la vue s'est affaiblie; la digestion est pénible, il y a de la constipation, etc. Il existe en outre, de la paresse d'esprit : le malade peut à peine écrire, il se fatigue vite en lisant, ses pensées mêmes sont lentes ; il est devenu sombre et fuit le monde, alors qu'autrefois il recherchait la Société et était fort gai. Divers traitements avaient été institués au point de vue de l'anémie, et n'avaient rien produit. Il y avait une spermatorrhée qu'on avait méconnue, et qui guérit rapidement par la noix vomique, le tartrate ferrico-potassique à haute dose, et le chlorhydro-phosphate de chaux.

Dans un autre cas que j'ai vu au mois d'août dernier, il s'agissait d'un jeune homme de vingt-huit ans, malade depuis sept à huit mois. Mais chez lui le système nerveux était très surexcité ; les moindres choses le contrariaient et le mettaient de mauvaise humeur. Toujours seul et triste, il lui arrivait souvent d'avoir des pensées de suicide. Une cause toute morale venait encore augmenter sa tristesse. Il était fiancé depuis longtemps à une jeune fille qu'il aimait beaucoup ; on voulait presser le mariage, et il le reculait toujours...

Du bromure de potassium et des douches froides le guérirent complétement. Il s'est marié en novembre et il est venu depuis me remercier, me disant qu'il n'était plus le même homme.

ANÉMIE. — *Excès d'urée.* — En parlant de l'urée, j'ai dit à quel affaiblissement donnait lieu l'excès de ce principe. Il va sans dire qu'on méconnaît la cause de cet affaiblissement à peu près toujours. Il n'en est pas même fait mention dans les ouvrages de pathologie, et ce sont, je l'ai dit, les médecins anglais qui ont les premiers signalé ce genre d'épuisement.

Comme j'en ai déjà décrit les symptômes à la page 25, il est inutile d'y revenir, ce n'est pas d'ailleurs, excessivement fréquent ; j'en ai observé cependant sept à huit cas plus ou moins prononcés, et deux entre autres, assez remarquables, surtout par la rapidité avec laquelle ils ont guéri sous l'influence de l'arsenic et de la viande crue.

L'un, chez M. Ecrepont, 5, rue Notre-Dame-de-Bonne-Nouvelle, guéri en moins d'un mois. L'autre, chez M. Gibeaut, 44, rue Richelieu, du 18 octobre au 12 novembre.

ANÉMIE. — *Excès d'urates méconnu.* — Je me suis assez longuement étendu à la page 28 et à la page 65 sur ce défaut d'assimilation des aliments auquel j'ai donné le nom de diathèse uratique, par opposition avec la diathèse urique. On ne peut s'imaginer à quel point cette cause d'anémie est commune. Je ne serais pas embarrassé pour en citer une centaine. En voici deux cas remarquables à titres différents :

M. Morhéry, 37, faubourg Saint-Denis, est malade depuis le siége. L'appétit et les digestions sont irréguliers, l'affaiblissement extrême, la pâleur très prononcée. Dès le premier mois il va très bien, mais dès qu'il cesse le traitement, il retombe ; et ce n'est qu'après quatre mois qu'il est bien définitivement guéri.

M. Richard, 53, rue du Chemin-Vert, paraît parfaitement guéri dès le premier mois, et il va bien pendant trois mois, puis il est obligé de recommencer le traitement et de le suivre avec sévérité pendant six semaines. Depuis il va tout à fait bien.

Ces deux exemples prouvent combien il est difficile parfois, de modifier d'une façon durable cette disposition à ne pas assimiler les aliments, surtout les aliments azotés. Car il est à remarquer que ces malades ont parfois un embompoint très satisfaisant.

Le plus souvent, cependant, la guérison s'obtient assez vite et elle se maintient. J'ai dit quels étaient avec le régime, les médicaments héroïques dans ces cas : ce sont le chlorure de sodium et l'hypophosphite de soude.

ANÉMIE. — *Leucorrhée, affections de matrice.* — Tous les médecins connaissent parfaitement le rôle que jouent dans la production de l'anémie, les pertes blanches et les affections de matrice dont elles sont le symptôme. De plus, comme il ne s'agit que d'une question à poser et d'un examen à faire, il semble que dans ce cas l'analyse des urines ne doive avoir aucune importance ; elle en a beaucoup moins en effet, que dans les cas dont je viens de parler, et elle est fort souvent insuffisante. Cependant, que de fois le malade n'accusant rien de ce côté, le médecin oublie-t-il de l'interroger à ce point de vue? Que de fois aussi, il faut bien le dire à sa décharge, existe-t-il tel ou tel symptôme qui absorbe et doit en quelque sorte absorber toute son attention, et alors le reste passe inaperçu.

Ce qu'il y a de certain, c'est que fort souvent, la présence du pus dans l'urine, la vue sur l'objectif du microscope d'épithéliums particuliers, m'ont mis sur la voie de maladies de matrice qui n'étaient nullement accusées ni par les malades, ni par les symptômes.

Je ne donne le fait, néanmoins, que pour ce qu'il vaut, et je n'insiste pas davantage.

ANÉMIE *avec épuisement nerveux prédominant.* — Dans une anémie, quelle qu'en soit la cause, mais surtout dans les anémies par suite d'excès, ou par spoliations ou désassimilations excessives, il arrive fréquemment que l'affaiblissement se fait surtout sentir sur le système nerveux. Il existe alors un énervement tout particulier; quelque chose qui rappelle de loin le début de la paralysie générale. Et dans ces cas, les traitements les mieux combinés ne produisent que peu d'effet, ou bien c'est d'une lenteur désespérante. Comme en outre, ce sont ces phénomènes qui fatiguent le plus les malades, ils se découragent, vont de l'un à l'autre, entreprennent vingt traitements et n'en achèvent aucun, et finalement tout va mal.

Dans ces cas, il faut évidemment examiner les urines avec soin, et si on n'y découvre aucune de ces causes que nous venons d'étudier, il faut voir s'il y a un excès de phosphates alcalins. C'est le signe certain d'une dénutrition particulière et excessive du tissu nerveux, et on doit alors donner des phosphates et principalement le chlorhydro-phosphate de chaux dont je parlerai à propos du nervosisme, page 93.

Je possède un assez grand nombre de faits d'anémies on ne peut plus rebelles, et qui ne se sont améliorées que le jour où cette cause incidente ayant été reconnue, j'ai pu y apporter directement remède.

Mlle Lemoine, 4, rue Visconti, se trouve dans ce cas. Elle était malade depuis très longtemps, et d'une maigreur extrême; elle avait des palpitations, de l'essoufflement, peu d'appétit, de mauvaises digestions, des névralgies diverses, en un mot, tous les symptômes de la chlorose ou plutôt de la chloro-anémie. Et cependant, traitée à plusieurs reprises comme chlorotique, elle n'éprouvait jamais la moindre amélioration.

Je trouvais dans son urine, que j'ai examinée plusieurs fois, une quantité vraiment considérable de phosphates alcalins; et elle alla mieux dès que j'eus prescrit des phosphates. Ils ont été interrompus, elle est retombée pour se relever de nouveau sous la même influence ; aujourd'hui, elle va tout à fait bien.

Mme E. Bonnet de Monnerville (Oise), était dans le même cas. C'étaient absolument les mêmes symptômes, mais ils dataient peut-être de plus loin encore. Elle s'est aussi parfaitement rétablie.

ANÉMIES. — *Intoxication paludéenne méconnue.* — Voir page 34.

ANÉMIES. — *Insuffisance du traitement.* — J'ai déjà expliqué à la page 66 ce que j'entendais par insuffisance du traitement, et les services que l'analyse des urines peut rendre dans ces cas ; et plusieurs peuvent d'ailleurs, rentrer dans quelques-unes des catégories dont je viens de parler à propos des causes. Je n'ai donc pas besoin d'y revenir.

J'ai également indiqué, page 40, la présence du chlorure de sodium indiquant un retour à la santé, et l'importance que pouvait avoir ce caractère chez les malades découragés.

Arthritis. — La doctrine moderne de l'arthritis, telle qu'elle est professée par M. Bazin et par M. Pidoux, forme un des chapitres les plus importants et les plus difficiles de la médecine contemporaine, et l'analyse des urines est certainement destinée à y jeter le plus grand jour.

Devant m'écarter souvent des idées généralement admises, je commence toutefois par déclarer que je prends toute la responsabilité des lignes qui vont suivre.

Pour moi, l'arthritis est une modalité particulière à certains individus, modalité qu'ils apportent en naissant, absolument comme le lymphatisme, et qui les prédispose à un grand nombre de maladies spéciales, comme le lymphatisme également prédispose à la scrofule et à toutes les manifestations qui en dérivent. L'arthritis peut rester à l'état latent pendant toute la vie, ou se révéler par des phénomènes plus ou moins accentués, mais toujours d'un caractère spécial.

L'arthritis ne constitue donc pas lui-même une maladie, mais une sorte de tempérament contre lequel on doit se mettre en garde. Si entraîné par les habitudes de la vie, on favorise son expansion, il ne tarde pas à survenir des accidents de diverses sortes. Parmi ces accidents, quelques-uns sont fatalement liés à l'arthritis. Ce sont : le rhumatisme articulaire chronique, la goutte et la gravelle urique. Ceux-là ne reconnaissent pas d'autres causes. — D'autres, au contraire, sont très fréquemment sous la dépendance de l'arthritis, mais ils peuvent également dépendre de causes différentes : ce sont certaines maladies de peau, des rhumatismes musculaires, des affections du cœur, des asthmes, et enfin des migraines, des dyspepsies, des crampes, des contractures, des affections catarrhales des muqueuses, bronchites, corysas, conjonctivites, etc.

Les arthritiques ont généralement une apparence assez bien déterminée. — Le système musculaire chez eux est développé, ils ont de l'embonpoint, ils transpirent facilement, et sont sujets à la constipation, aux hémorrhoïdes, aux fluxions vers la tête, aux étourdissements, aux vertiges. Enfin point capital, et qui nons ramène à notre sujet, ils ont la plus grande tendance à fabriquer des urates et de l'acide urique.

La diathèse uratique et la diathèse urique, voilà donc la caractéristique de l'arthritis en puissance morbide. Et c'est à ce point de vue que l'analyse des urines présente la plus grande importance.

Tel individu fort bien portant, excrétera sans s'en douter, une grande quantité d'urates, ou d'acide urique, et tout à coup il sera pris par la goutte ou par la gravelle. Ou bien il deviendra asthmatique, ou il aura une maladie de cœur, ou des éruptions sur la peau.

Mais pourquoi telle maladie plutôt que telle autre ? Bien des raisons pourraient être invoquées. Mais ce serait un sujet qui m'entraînerait beaucoup trop loin. Nous avons tous d'ailleurs un point plus vulnérable, quelqu'en soit le motif, et quand une cause s'exerce à son choix, c'est toujours celui-là qu'elle choisit.

Quoiqu'il en soit, ces accidents se préparent dans l'ombre, mais ce n'est point sans fournir quelques traces..... Seulement, c'est si peu de chose, que le médecin le plus souvent n'en tient pas compte.

Quand on me consulte dans des cas analogues, si je trouve des urates ou de l'acide urique en excès, si ce phénomène est habituel et que je n'en trouve pas une explication particulière, je dis à mes malades : il faut enrayer; cela n'est point une plaisanterie. — Vous n'avez rien aujourd'hui; vous pouvez être très malade demain.

Et c'est ainsi que l'analyse des urines peut rendre de grands services.

Malheureusement les malades ignorent le danger qu'ils courent. Ou ils ne demandent point vos conseils ou ils ne les suivent guère.

La plupart de ces manifestations de l'arthritis devant être traitées à propos des organes qu'elles affectent, je ne parlerai actuellement que de la goutte.

GOUTTE

Je n'ai pas à décrire la goutte.

Ce que je dois dire ici, c'est que les goutteux présentent dans les urines, longtemps avant la manifestation de la maladie, de fréquents dépôts d'acide urique et surtout d'urates.

Chez eux l'urine se trouble assez vite après son émission, surtout celle du matin. Et si on la met dans un flacon, elle forme après un certain temps, un dépôt grisâtre, volumineux et léger.

Mais qu'on ne se méprenne point. Si ce fait se produit une fois ou autre, ce n'est rien; s'il se produit par une dyspepsie, c'est un cas particulier.

Il faut, pour qu'il devienne caractéristique, qu'il ait lieu, soit habituellement, soit fréquemment.

Et encore, dans ce cas, sa signification n'est point : goutte à venir, mais bien arthritis, et à un degré de plus, diathèse uratique et diathèse urique.

Seulement, si l'on est prévenu de la signification qu'entraînent avec elles ces diathèses, on trouvera facilement le point où une manifestation est à craindre. Il est bien rare, en effet, qu'il n'y ait pas d'un côté ou d'autre quelque signe prémonitoire qui passerait inaperçu peut-être si on ne s'en méfiait, mais qui apparaît en le cherchant.

Et alors il devient bien plus facile de retarder et même d'empêcher une explosion.

Lorsque la goutte est en puissance, il se produit des phénomènes un peu différents, qui ont été très bien mis en lumière par Garrod. — Pendant l'accès, l'urine renferme moins d'acide urique. Après l'accès il y a, au contraire, une grande quantité d'acide urique et d'urates.

C'est facile à expliquer. L'accès provient de la rétention de l'acide urique dans le sang, et de son action sur les points malades. Il n'y en a pas moins dans l'économie, au contraire. Et ces accès, c'est l'effort que fait l'organisme pour se débarrasser. Une fois dehors, tout rentre dans le calme, jusqu'au jour où se fera une nouvelle accumulation, une nouvelle rétention. C'est absolument comme ce qui se passe dans l'intoxication paludéenne à propos des matières extractives. (Voir page 34 et 35.)

Il reste toujours quelque peu d'urate de soude dans les points d'élection de la goutte, et ce sont ces accumulations successives qui produisent ces dépôts qu'on a appelés *tophacés, tophus*, qui déforment les articulations des anciens goutteux.

Le traitement de la goutte doit donc avoir deux buts : pendant l'accès, faciliter l'élimination des urates par tous les moyens en notre pouvoir. Dans l'intervalle des accès, empêcher la formation et l'accumulation de ces mêmes urates.

Et on le fait depuis longtemps avec plus ou moins de succès, d'une façon empirique, c'est-à-dire sans se rendre compte de l'action des médicaments qu'on administre. Toutes ces panacées vantées contre la goutte, sont des purgatifs drastiques violents, le colchique, par exemple, qui agissent pendant l'accès, en faisant éliminer les urates par l'intestin. D'autres moyens, comme les alcalins, eaux de Vichy ou autres, retardent les accès en diminuant la formation des urates.

Mais bien des accidents sont à craindre lorsqu'on manie ces médicaments sans savoir ce que l'on fait. Qu'on empêche l'accès de se produire, par exemple, sans agir contre la formation des urates et de l'acide urique, ceux-ci porteront ailleurs leur action, et on sera témoin alors de ces terribles exemples de métastases goutteuses. La goutte est remontée et l'a tué, disent les gens du peuple. Et ils ont raison au fond. Il n'y a qu'un déplacement dans le lieu d'élection.

Disons enfin qu'il y a mieux aujourd'hui que l'eau de Vichy pour empêcher ou retarder les accès, en enrayant la formation de l'acide urique. L'acide benzoïque et les benzoates, en effet, en forçant l'acide urique à passer à l'état d'acide hippurique éminemment soluble, rendent des services incontestablement plus grand que tous les alcalins vantés jadis.

Je soigne beaucoup de goutteux atteints à des degrés divers et depuis plus ou moins de temps. Quelques-uns même ont payé cher leur confiance dans ces remèdes soit-disant secrets dont j'ai parlé, et dont ils sont prêts à abuser parce que, sur le moment, ils soulagent.

Les uns pris au début, n'ont point vu reparaître leurs accès. Les autres les ont vu diminuer de fréquence et d'»ntensité. Chez tous, enfin, je puis le dire, j'ai obtenu des succès relativement très remarquables, et cela par l'analyse des urines. Et elle est indispensable, non-seulement au point de vue des symptômes prémonitoires, comme je l'ai prouvé, non-seulement au point de vue de l'étude de la maladie et de son traitement, comme nous l'avons vu, mais aussi au point de vue du traitement individuel.

Les malades se fatiguent en effet de prendre des médicaments, et ils ne pourraient pas toujours continuer sans inconvénient. Il faut qu'ils cessent de temps à autre, et puis qu'ils reprennent la médication. Or, quel est le signe qui indiquera que l'on peut cesser ou qu'il faut reprendre?

Il n'y en a qu'un. C'est l'examen des urines. Les urates ont-ils disparu, cessez les remèdes. Paraissent-ils de nouveau, recommencez aussitôt; n'attendez pas une nouvelle accumulation qui provoquerait inévitablement une crise.

Et j'apprends à mes malades à se servir de ce thermomètre indicateur, comme je le fais, et comme beaucoup d'autres le font pour l'albumine et pour le sucre.

C'est là, je l'affirme, le seul moyen de réussir.

Il me paraît parfaitement inutile, après ce que je viens de dire, de citer des observations qui certainement ne pourraient pas être plus probantes. Je poursuis donc mon sujet.

LYMPHATISME --- SCROFULE

Comme l'arthritis, le lymphatisme est une modalité particulière et originelle de l'organisme, dont la scrofule est le degré morbide, et qui prédispose à un grand nombre de manifestations diverses.

J'ai cherché bien souvent à déterminer par l'analyse des urines la diathèse scrofuleuse, mais je n'y suis point parvenu. Habituellement toutefois, j'ai trouvé moins d'urée, plus de densité, de la pâleur, mais ces signes n'ont point une valeur suffisante. Il est probable qu'on arrivera à caractériser cet état morbide par la présence de quelque matière extractive, mais il faut chercher et attendre. Cela ne me paraît pas d'ailleurs extrêmement important, parce que le lymphatisme se présente avec certains caractères qui avant même l'explosion de la scrofule, sont en quelque sorte pathognomoniques.

Le lymphatisme est caractérisé comme l'arthritis par de l'embonpoint, mais avec une nuance rosée et comme transparente. Les lymphatiques sont sujets aux inflammations de longue durée. S'ils viennent à se couper, par exemple, ils sont longs à guérir. Les rhumes auxquels ils sont sujets présentent une sécrétion abondante et ils s'éternisent. De même pour les ophthalmies, les inflammations des paupières qui chez eux sont très fréquentes. Ils présentent enfin une prédisposition marquée aux engorgements ganglionnaires et celluleux, aux maladies des os et des articulations, et enfin aux maladies de peau.

Ces diverses prédispositions permettent donc de se passer, au point de vue du diagnostic, de l'analyse des urines. Mais celle-ci peut encore trouver dans la scrofule, une utilité relative.

En effet, la scrofule se complique le plus souvent d'anémie; les fonctions de la peau sont très peu actives, ce que démontrerait le peu de densité des urines, s'il en était besoin. Il y a donc là, ainsi qu'au point de vue de l'alimentation, quelques indications que l'analyse des urines pourrait faire découvrir. Et ce peut être un sujet d'études.

Mais ce qui est bien plus important, c'est ce fait, que les iodiques qui réussissent quelquefois si merveilleusement, et qui d'autres fois échouent si complétement, n'agissent que lorsque leur élimination n'est pas trop prompte. Et celle qui se fait par les urines, étant la plus importante, peut servir de critérium. Ce n'est pas à autre chose, d'après moi, qu'on doit attribuer les insuccès. Passant trop rapidement au travers des tissus, et cela arrive très souvent, les iodiques n'ont pas le temps de produire une action suffisante.

Dans ces cas, il faut augmenter les doses, ou bien donner le médicament en combinaison avec les aliments.

On comprend en effet que dans le premier cas il puisse en séjourner dans les tissus une plus grande quantité. Que dans le second, l'élimination en soit retardée; et l'analyse des urines le prouve en effet. Je ne crois pas qu'on puisse trouver une autre explication à la tolérance que possèdent certains individus pour des doses énormes. Et aux bons résultats que produisent ces doses, ou d'autres plus petites, absorbées en combinaison, comme le vin et le lait iodé.

C'est en partant de ces idées, que la pensée m'est venue d'essayer la résolution des tumeurs ganglionnaires du cou, en injectant directement un composé iodique. (C'est l'eau iodée iodurée à laquelle je me suis arrêté), et j'ai obtenu ainsi des résultats véritablement merveilleux. J'ai indiqué ce procédé pour la première fois en 1871, dans une brochure sur la guérison directe de quelques tumeurs, et ce procédé a été employé avec succès depuis, ou peut-être avant, car la question de priorité m'est indifférente, par des chirurgiens des hôpitaux, et notamment par le docteur Lannelongue.

Il est certain d'ailleurs, qu'on obtient très difficilement la résolution de ces tumeurs par le traitement général seul : par le traitement local au contraire, l'iode se réduisant en vapeurs et pouvant être ainsi absorbé au travers de la peau, on obtient d'incontestables résultats. Il était donc naturel en dehors des expériences que j'ai citées et qui m'ont conduit à essayer ce moyen, de supposer qu'il réussirait mieux que tout autre.

Je ne possède cependant qu'une dizaine d'observations concernant le traitement des tumeurs ganglionnaires par cette méthode, et je n'en parle pas pour ne pas sortir de mon sujet. Mais j'engage vivement les médecins à l'employer au moins lorsqu'ils se trouveront en présence de cas très rebelles, et ils n'en auront que trop souvent l'occasion.

C'est une petite opération, d'ailleurs, qui n'occasionne aucune douleur et n'offre aucun danger.

Je pourrais citer également quelques cas fort remarquables de traitements de diathèses scrofuleuses par l'alimentation iodée, alors que les médicaments iodiques avait constamment échoués. Mais comme les faits précédents, ils ne se rattachent à mon sujet que par de trop faibles points, pour que je veuille en parler plus longtemps. Il était important de les signaler, mais cela doit suffire.

HERPÉTISME

Voici encore une troisième modalité de l'organisme analogue aux deux dernières, et fort importante également. Mais ici comme dans le lymphatisme, il n'y a pas, ou du moins nous ne connaissons pas de modification caractéristique de l'urine.

Les herpétiques sont habituellement maigres. Ils ont les joues colorées par plaques, la peau sèche et irritable, le caractère violent, l'intelligence très développée. Ils sont facilement sujets aux démangeaisons et aux éruptions de toute sorte, aux névralgies et à l'asthme sec, aux maux de gorge et aux rhumes, mais leur toux est habituellement sèche.

Les herpétiques se différencient donc très facilement des lymphatiques. D'un autre côté, les arthritiques pouvant très facilement se reconnaître, lorsqu'ils sont en imminence morbide, le diagnostic pourra être établi d'une façon assez précise, et ceci a une grande importance.

En effet, un grand nombre de maladies absolument semblables quant à leurs manifestations, reconnaissent le plus souvent comme origine une de ces trois causes, et on comprend alors l'utilité qu'il y a à savoir les différencier, en raison du traitement.

MALADIES DE LA PEAU --- DARTRES

Toutes les maladies de la peau sont sous l'influence soit de l'une des trois causes que je viens d'énumérer, soit de la syphilis ou d'animaux et de végétaux parasites, d'où la classification d'arthritides, de scrofulides, de dartres ou herpétides, de syphilides et d'affections parasitaires.

Il est donc important de pouvoir les reconnaître, car le traitement local seul, pommades ou lotions ne peut amener la guérison, et quelquefois même il peut y avoir danger à la produire par certains moyens extèrnes.

La vieille doctrine de la répercussion et celle des humeurs, dont je puis parler ici mieux qu'en tout autre endroit, car c'est à propos des diathèses, des vices du sang qu'elles ont vu le jour, n'étaient pas si fausses qu'on a bien voulu le dire pendant longtemps, et beaucoup de bons esprits y reviennent aujourd'hui.

Certainement elles présentaient de grandes exagérations, et les explications qu'on en pouvait fournir étaient fausses pour la plupart. Mais les faits observés étaient vrais et certaines médications empiriques, aujourd'hui discréditées, parfaitement bonnes.

Il est certain en effet pour l'arthritis, et je ne parle que de cette diathèse parce que c'est la seule palpable et la seule qui me permette de rester dans mon sujet, il est certain que l'une quelconque de ses manifestations brusquement arrêtée, alors que la cause conserve la même puissance, peut se traduire par une autre plus grave encore, je l'ai dit pour la goutte, et je le dis ici pour les maladies de peau qui sont sous la même dépendance.

Et le mécanisme en étant parfaitement accusé et connu, je n'ai pas à y revenir après ce que j'ai dit à plusieurs reprises sur les diathèses uratiques et uriques.

C'est d'ailleurs comme fait, d'observation vulgaire, quant aux médications auxquelles je faisais allusion, médications dites dépuratives internes. Elles existent en effet dans une certaine mesure, quelle que soit l'interprétation physiologique plus correcte qu'on ait voulu leur donner. Les médications locales également, vésicatoires à demeure, sétons et cautères qu'on a presque entièrement bannies de la thérapeutique actuelle trouvent également dans les nouvelles théories humorales une explication satisfaisante. Et on y reviendra, car il faudrait fermer volontairement les yeux pour vouloir nier leur action.

Pour revenir aux maladies de peau, je n'ai pas à m'occuper de leurs diverses formes superficielles ou profondes, sèche ou humide, à caractère aigu ou atonique, formes qui ont une si grande influence sur le traitement et qui sont si souvent négligées.

L'examen des urines n'a rien à y voir, mais je les signale à l'attention de ceux qui voudront voir leurs revers se changer en succès.

RHUMATISMES MUSCULAIRES

La plupart des médecins professent que le rhumatisme est comme la goutte, sous l'influence de l'arthritis. C'est là à mon sens une erreur grave, parce qu'elle a la plus grande influence sur le traitement de la maladie.

J'ai fait à ce point de vue l'analyse des urines dans un très grand nombre de cas de rhumatismes musculaires. Et si j'ai trouvé plusieurs fois de l'arthritis, bien souvent aussi il n'y en avait pas la moindre trace. Et ces analyses ont été très sérieusement faites et à plusieurs reprises chez les mêmes individus, car autrement elles n'auraient pas de valeur.

Qu'est-ce donc que le rhumatisme musculaire?

La physiologie est parfaitement fixée aujourd'hui sur la cause qui produit la fatigue musculaire. Elle provient de l'accumulation dans le tissu du muscle, des déchets produits par le travail plus ou moins considérable auquel on l'oblige à se livrer. Dans l'état normal, ces déchets s'éliminent par le repos, et la fatigue disparaît.

Mais si la tonicité propre du muscle vient à diminuer, quelle qu'en soit la cause, il n'est pas absolument téméraire de penser que ces déchets qui se forment même en dehors de l'exercice, au lieu de s'éliminer complétement, se fixent en partie dans le tissu musculaire, absolument comme l'urate de soude dans les articulations des goutteux.

Ceci n'est qu'une hypothèse, mais si on l'admet elle explique tout, alors qu'autrement on ne parvient à rien expliquer.

D'après cette hypothèse, le rhumatisme reconnaîtrait pour origine, toutes les causes capables de diminuer la tonicité générale et locale de l'individu. — L'arthritis, le lymphatisme, l'herpétisme, poussés à un certain degré, et enfin toutes les maladies débilitantes.

Et l'individu qui serait sous leur influence deviendrait apte à contracter à la moindre occasion, des douleurs musculaires de longue durée, tandis que dans les mêmes circonstances, sous l'impression du froid humide, par exemple, d'autres ne contracteraient que des douleurs rhumatoïdes fugaces ou des névralgies simples.

Et les preuves en faveur de cette hypothèse, les voici :

Dans toutes les débilitations produites par les maladies de longue durée, il se produit, tout le monde le sait, une aptitude toute spéciale à contracter des douleurs qu'il est impossible de différencier du rhumatisme, alors qu'on n'y avait jamais été sujet.

Les eaux minérales de toute sorte, qu'elles soient sulfureuses, salines, ferrugineuses, alcalines, nous offrent toutes des exemples de guérison du rhumatisme dans certains cas, et elles échouent complétement dans d'autres. Pourquoi cela ?

Parce que la guérison ne peut avoir lieu que lorsque les eaux où l'on a envoyé le malade, se trouvent par hasard convenir à la diathèse qui chez lui entretient le rhumatisme. Toutes celles qui n'auront pas d'action sur cette diathèse, ne produiront aucun soulagement, si mêmes elles n'occasionnent pas une exaspération.

Que cette diathèse soit la scrofule, les eaux sulfureuses et les eaux salines feront merveille ; que ce soit l'arthritis, ce seront les eaux alcalines. Dans l'herpétisme, les eaux arsénicales, dans l'anémie simple, les eaux ferrugineuses.

Ce n'est pas tout : Il est un médicament qui a une action

à peu près constante, sinon complète sur le rhumatisme, c'est l'iodure de potassium. Or, l'iodure de potassium est un médicament éliminateur par excellence. Et on comprend parfaitemeut qu'il doive alors agir pour éliminer ces déchets dont l'accumulation, sous l'influence de diverses causes débilitantes, produirait, d'après moi, le rhumatisme musculaire.

Certainement, plus d'une hypothèse parfaitement admise, ne s'appuie pas sur un aussi grand nombre de preuves !

On peut donc, je crois, la mettre en avant, jusqu'au jour où l'analyse plus exacte pourra nous en démontrer la vérité ou l'erreur.

On voit, d'après cet exposé, qui repose tout entier sur la chimie biologique, que pour guérir le rhumatisme, il faut tout d'abord bien connaître son origine, la cause qui, dans chaque cas particulier, a pu en favoriser l'explosion.

Je possède un très grand nombre de cas de guérisons rapides de rhumatismes musculaires qui, si je les citais, viendraient encore à l'appui de ce que je viens de dire. — Tantôt ce sont des arthritiques que l'on a envoyés à Cauterets ou à Salies, et qui ont guéri tranquillement sans sortir de chez eux ; tantôt des herpétiques ou des scrofuleux, chez lesquels l'arsenic et l'iodure de potassium ont admirablement réussi. Mais je ne veux pas m'écarter davantage de mon sujet.

Cependant, qu'on me permette une courte digression à propos du traitement local, parce que tout cela présente le plus haut intérêt pratique.

Lorsque le rhumatisme est superficiel, on le guérit quelquefois par l'application de révulsifs énergiques, et on comprend que cela puisse être, parce que ces médicaments, que l'on accompagne souvent en outre de frictions, réveillent plus ou moins la tonicité musculaire affaiblie, et facilitent par conséquent l'élimination des déchets.

En tous cas, les moyens locaux aident puissamment à l'action générale exercée sur la cause même d'origine et d'entretien ; aussi ne faut-il pas les négliger, et les plus énergiques seront les meilleurs.

A cet égard, rien n'égale l'aquapuncture qui permet de faire pénétrer dans les tissus mêmes les médicaments que l'on juge nécessaires, et qui produit en outre une révulsion des plus énergiques. Je me permettrai encore, vu l'importance de ce sujet, d'y revenir à propos des névralgies. Ce sera une nouvelle digression; mais on ne saurait, je pense, m'en blâmer. Et on trouvera là les indications les plus précises à l'égard de ce nouveau et héroïque moyen thérapeutique.

DIABÈTE

Ce serait ici le cas, à coup sûr, de faire une longue dissertation, car s'il est aucune maladie qui ressorte de l'examen des urines, c'est bien celle-ci. Mais, comme on trouve sur ce sujet les plus grands détails dans tous les livres de pathologie, comme d'autre part j'ai déjà appelé l'attention sur certains faits particuliers à propos de l'étude du sucre dans l'urine, et à propos de l'anémie, je me bornerai simplement à quelques considérations qu'on ignore ou dont il n'est point parlé.

Lorsqu'il y a du sucre depuis longtemps dans les urines, il y a en même temps une augmentation d'urée, ce qui tient à ce que la désassimilation est beaucoup plus considérable qu'à l'état normal. Et, si l'urée existe en très grande quantité, c'est un signe d'affaiblissement qui appelle immédiatement une intervention thérapeutique.

Quand on soigne un diabétique, il est donc important de doser l'urée de temps à autre. Quant au sucre, le malade doit le doser lui-même très souvent d'une façon approximative, afin de se départir un peu de la sévérité du régime, ou le reprendre au contraire dans toute sa rigueur.

Je n'entrerai pas dans le détail des nombreuses théories qui ont été faites au sujet du diabète, n'en ayant aucune, d'ailleurs, qui me soit personnelle. On les trouvera dans tous les ouvrages qui traitent de cette maladie. Ce qu'il y a de certain, c'est que le diabète tient fort souvent au genre d'alimentation, et il peut disparaître complétement quand on change cette dernière. Ce sont des diabètes alimentaires ou temporaires.

Dans le diabète confirmé, le sucre se produit en dehors de l'alimentation, mais cette dernière possède toujours la plus grande influence sur son augmentation ou sa diminution. Aussi, le régime doit-il être et est-il la base de toute médication.

Considéré d'une façon générale, le régime se borne à éviter, comme boisson ou comme aliments, tout ce qui contient du sucre ou des substances capables de se transformer en sucre. Quant au détail, inutile de l'indiquer ici.

C'est dans ce but qu'on ordonne aux diabétiques des pains de gluten. Et, pour des mangeurs de pain, c'est le plus grand supplice infligé par le régime. Mais on peut le remplacer par du pain de son qu'on a préalablement lavé, desséché et pulvérisé. Et comme il ne faut rien exagérer en outre, toutes les fois que la proportion de sucre est faible, lorsque tout va bien, et aussi, au début du traitement, afin de ne pas décourager les malades, on peut leur permettre la croute de pain, qui contient peu d'amidon.

Au point de vue des médicaments à ordonner dans le diabète, c'est beaucoup une affaire d'indications actuelles, et je vais en dire quelques mots.

En général, et pour ma part, je n'ai pas encore vu un diabétique à qui on n'ait prescrit les alcalins, l'eau de Vichy. Ceci tient exclusivement à la théorie de Mialhe sur l'action des alcalins, encore admise par la généralité des médecins qui n'ont pas connaissance des progrès accomplis dans la thérapeutique par la chimie biologique, la chimie chez les êtres vivants, qu'il ne faut pas confondre avec la chimie de cabinet ou de laboratoire.

Dans la théorie de Mialhe, les alcalins activeraient les combustions d'après cette expérience, que, dans un vase, le sang mis en présence de la potasse, absorbe de l'oxygène. En alcalinisant le sang, on favoriserait donc la combustion, la destruction du sucre.

Malheureusement, c'est tout le contraire qui se produit. Loin d'activer les combustions, les alcalins les retardent, ce que démontre la diminution de l'urée, et, de plus, les alcalins longtemps continués conduisent à l'appauvrissement du sang. D'ailleurs, il serait impossible de citer un cas de diabète qui se soit véritablement bien trouvé des alcalins.

On doit donc proscrire l'eau de Vichy du traitement des diabétiques, hormis le cas où l'on en donnerait de très petites doses, mais alors cela équivaut à donner des chlorures alcalins, car, administrés en faible quantité, les alcalins se transforment en chlorures. Mais alors, il vaut infiniment mieux donner le chlorure de sodium ou l'acide chlorhydrique. En effet, ces médicaments pris de temps en temps, et surtout lorsque les digestions sont un peu pénibles, produisent d'excellents résultats.

Lorsqu'il existe de l'anémie consécutive, les ferrugineux devront être prescrits, et j'ai indiqué les cas où il convient surtout de les donner.

Mais il est un autre médicament qui, employé d'une façon temporaire, et lorsqu'il y a excès dans la production du sucre, produit toujours d'excellents résultats. C'est l'arsenic qui exerce sur la fonction glycogénique du foie une action toute spéciale. L'arsenic ralentit très rapidement la production du sucre, ainsi que j'ai pu m'en assurer souvent par l'analyse. Mais il faut savoir l'appliquer à propos et ne pas prolonger son usage trop longtemps.

En résumé, se tenir constamment au courant des variations de sucre et d'urée, afin de pouvoir saisir les indications aussitôt qu'elles se présentent, opposer aux accidents qui sont sur le point de survenir un traitement méthodique. Voilà le meilleur moyen, le seul moyen même d'arriver, soit à guérir, soit à enrayer la maladie, et de permettre en tous cas aux malades de vivre avec elle sans en ressentir de grands inconvénients, et d'arriver ainsi à leur limite d'âge naturelle.

NÉVROSES

État nerveux. — Nervosisme. — Hystérie. — J'ai déjà dit, à propos de certaines anémies compliquées de cette faiblesse nerveuse toute particulière qui se traduit par des troubles sensoriaux, et que l'on a très bien nommé l'énervement, on rencontrait dans l'urine un excès de phosphates alcalins provenant de la dénutrition du tissu nerveux. Dans le nervosisme on rencontre assez souvent ce même excès de phosphates, mais dans beaucoup de cas il n'y a rien, et il est probable alors que c'est la réparation du tissu nerveux qui est amoindrie, et comme résultat cela révient à peu près au même.

Mais il y a d'autres conditions encore qui nous échappent dans le nervosisme. Et si l'on parvient jamais à isoler facilement, et à doser la neurine ou albumine cérébrale, albumine nerveuse, on arrivera certainement à s'en rendre un compte beaucoup plus exact.

Dans l'état nerveux, il y a presque toujours de l'anémie, et on doit s'efforcer de la combattre, car les nerfs s'apaisent avec d'autant plus de facilité, que le sang reprend ses qualités normales. On a même fait un proverbe latin de cette proposition : « *Sanguis moderator nervorum.* »

Malheureusement, le fer et les toniques sous leurs formes habituelles, ont très peu d'action sur ces anémies, tandis qu'on obtient les meilleurs résultats avec le chlorydro-phosphate de chaux, et avec la viande crue et le pain bis.

Et si en même temps on diminue la sensibilité réflexe avec le bromure de potassium, on obtient un résultat immédiat et qui devient durable, quand les premiers médicaments et le régime ont produit leur action.

C'est ici le lieu de parler de l'administration des phosphates dont j'ai déjà dit quelques mots à propos des phosphates alcalins de l'économie, que l'on trouve dans l'urine.

C'est habituellement le phosphate de chaux que l'on administre, quoique ce soit un phosphate terreux, mais il se transforme avec la plus grande facilité en phosphate de soude, et vient ainsi s'assimiler au tissu nerveux ou bien, selon les besoins de l'économie, il reste à l'état de phosphate de chaux et sert ainsi à la nutrition des os et des divers tissus dont il est appelé à faire partie sous cette forme.

Seulement, le phosphate de chaux est à peu près insoluble. Je ne parle pas du phosphate acide qui ne pourrait s'administrer à dose suffisante à cause de son degré d'acidité, mais des phosphates basiques et tribasiques. Comme il se dissout toutefois, en faible proportion, au contact de tous les acides, il s'ensuit qu'ingéré dans l'estomac, une faible quantité est absorbée à la faveur de l'acide chlorhydrique du suc gastrique, mais c'est trop peu de chose pour produire une action efficace.

On a cherché alors à faire du lacto-phosphate de chaux.

Celui qu'on trouve dans le commerce est presque aussi insoluble que le phosphate de chaux, mais il est possible qu'on
parvienne par un tour de main à le solubiliser.

On a fait encore des phosphates acides médicinaux, pour
les différencier du phosphate monobasique ; n'en connaissant
point la composition, je n'ai pas à m'en occuper. Maiss'il y
a vraiment du phosphate en quantité suffisante, je ne suis pas
étonné des succès que s'attribuent chacune de ces spécialités.

Mais je veux en venir à autre chose.

Personne n'ignore, aujourd'hui, que c'est l'acide chlorhydrique qui est l'acide du suc gastrique, et non, comme on
le croyait autrefois, l'acide lactique. Les médecins qui sont
au courant de la thérapeutique expérimentale moderne, savent
aussi quels résultats merveilleux l'acide chlorhydrique
dilué, produit sur les fonctions digestives et sur la nutrition.

Or, il se trouve que l'acide chlorhydrique dissout admirablement le phosphate de chaux bibasique, quand ce dernier est parfaitement pur et bien préparé, et il ne faut d'ailleurs qu'une faible quantité d'acide.

En administrant donc, du chlorhydro-phosphate de chaux,
on donne le phosphate sous la forme naturelle qu'il est obligé
de prendre dans l'estomac, lorsqu'il est ingéré en nature.

On a de plus l'action éminemment puissante de l'acide
chlorhydrique.

Et enfin, l'action du phosphate lui-même ; or, cette action
est considérable au point de vue de la nutrition de tous les
tissus en général, surtout des tissus nerveux musculaires et
osseux, soit sous forme de phosphate de soude pour les premiers, soit sous celle de phosphate de chaux pour les autres.

J'ai déjà eu l'occasion de la signaler à propos de l'anémie,
et j'y reviendrai en parlant de la phthisie, dans laquelle tout
le monde donne aujourd'hui ce médicament.

J'ajouterai que je me sers, afin d'être sûr de la prépara-
tion, car on ne trouve pas dans toutes les pharmacies du
phosphate de chaux bibasique tel qu'il le faut, de la solution titrée de chlorhydro-phosphate de chaux de Coirre, que
l'on trouve aujourd'hui partout.

Dans le cas qui m'occupe, on comprend pourquoi j'insiste
sur le régime viande crue et pain bis. Outre sa supériorité
comme alimentation azotée, c'est en effet le meilleur moyen

de faire pénétrer dans l'économie du fer sous sa forme la plus assimilable et d'augmenter encore la proportion de phosphate.

Je termine par deux exemples, fort écourtés, mais qui montreront, cependant, l'efficacité dans le nervosisme de la médication que je viens d'indiquer.

Mlle Stiff..., 7, rue de Lancry, est atteinte depuis quatre ans. au plus haut degré, de tous ces accidents nerveux, qui sont l'apanage du nervosisme et qu'il est à peine nécessaire de mentionner. Surexcitation nerveuse générale et sensoriale, alternant avec un énervement des plus prononcé : névralgies diverses, dyspepsies, insomnies opiniâtres, etc., etc. Cette malade a déjà consulté beaucoup de médecins et tous ont prescrit du fer, du quinquina, des amers, un bon régime. Elle a pris en outre toute la série des antispasmodiques, y compris le bromure de potassium. L'amélioration n'a jamais été marquée, si ce n'est avec le bromure, mais en le cessant, les accidents revenaient. Je n'hésitais pas à lui en donner de nouveau néanmoins, mais en prescrivant en même temps du chlorhydro-phosphate de chaux et le régime dont j'ai parlé.

Tout d'abord les accidents disparurent, et notamment l'insomnie, car on ne sait pas assez avec quelle instantanéité, disparaît, sous l'influence du bromure, l'insomnie qui n'est pas occasionnée par la douleur.

Un mois après, le bromure était diminué, puis suspendu, et enfin cessé définitivement, et les accidents n'ont pas reparu. Le régime et le chlorhydro-phosphate de chaux ont été continués deux mois et demi environ.

Mme Mégnien, rue d'Enghien, était à peu près dans le même état que la malade précédente, et n'avait jamais également éprouvé d'amélioration. En moins d'un mois elle allait très bien, et elle est complétement guérie sous l'influence du même traitement.

CHLOROSE

Dans la chlorose vraie, on ne trouve pas dans l'urine un excès de phosphates alcalins. J'en ai rencontré quelquefois cependant, mais il se pourrait bien que j'eusse eu affaire à de simples anémies compliquées d'accidents nerveux assez analogues à ceux de la chlorose, et si cela est, l'absence d'un excès de phosphates servirait à en faire le diagnostic différentiel.

Au premier abord, quand je faisais mes premières expériences sur la présence des phosphates alcalins en excès, j'étais convaincu que j'en trouverai également dans le nervosisme et la chlorose.

Dans le nervosisme ils manquent souvent. Dans la chlorose, toujours.

N'y aurait-il pas alors certains nervosismes qui se rapprocheraient de cet état de dénutrition du système nerveux que j'ai signalé, et d'autres, au contraire, qui seraient presque l'équivalent de la chlorose.

Et ne pourrait-on admettre un nervosisme particulier dû à la dénutrition excessive du tissu nerveux. Et un autre, comme dans la chlorose, dû à sa réparation incomplète, exactement comme nous avons des anémies par désassimilation exagérée ou par assimilation insuffisante ?

Je livre ces deux hypothèses pour ce quelles valent; l'étude pourra vérifier si elles sont fondées.

Ce qu'il y a de certain, c'est que le fer agit parfaitement dans la plupart des cas de chlorose, et qu'il a peu d'action dans le nervosisme, ce qui indique déjà une différence dans l'état morbide.

Et cette différence est dans le sens que j'indique, car le fer n'empêche nullement la dénutrition, mais il active considérablement l'assimilation en augmentant le nombre de globules du sang, par conséquent, l'hémoglobine qui est l'agent vecteur de l'oxygène, et on sait ce que cela produit.

De plus, dans certaines chloroses, le fer ne fait rien.

Ne s'agirait-il pas alors de chloroses d'un autre ordre, ou plutôt de cet autre état morbide que j'ai mis hypothétiquement sur le compte de la dénutrition du tissu nerveux?

Quant au chlorhydro-phosphate de chaux, il agit parfaitement bien dans tous les cas, et cela se comprend suffisamment.

NÉVRALGIES

Les névralgies sont des affections douloureuses des troncs nerveux ou de leurs branches. Mais leurs causes sont loin d'être les mêmes, et à cet égard, l'analyse des urines peut avoir quelquefois une grande importance.

Nous avons en effet :

1º Les névralgies essentielles qui sont les plus communes et qui ne reconnaissent d'autre cause que l'impression locale du froid. C'est à celles-ci qu'on rapporte par erreur toutes les autres ;

2º Les névralgies d'origine rhumatismale, et on n'a pour

s'en rendre compte qu'à se reporter à ce que j'ai déjà dit du rhumatisme ; la seule différence, c'est que la localisation n'est pas la même ;

3° Les névralgies d'origine paludéenne ;

4° Les névralgies d'origine syphilitique ;

5° Les névralgies par inflammation ou altération des nerfs.

Je ne dirai rien de ces névralgies au point de vue du diagnostic, quoique je possède bien des cas fort intéressants par la façon dont il a été possible de remonter à l'origine. Mais on me permettra à propos du traitement des névralgies essentielles une digression en faveur de l'aquapuncture dont j'ai déjà parlé en traitant du rhumatisme.

Tout le monde sait avec quelle difficulté on parvient souvent à guérir et même à calmer les névralgies. L'opium et la belladone à l'intérieur et en applications locales sont les moyens qui réussissent le mieux, mais ils échouent aussi fort souvent, et notamment dans l'une des plus douloureuses, la névralgie sciatique.

Il y a quelques années, M. Mathieu, l'habile fabricant d'instruments de chirurgie, eut l'ingénieuse idée de construire un appareil qu'il nomma l'aquapuncteur, et au moyen duquel on pouvait facilement faire pénétrer dans les tissus une douche filiforme d'un liquide quelconque.

Ce liquide, qui peut être de l'eau pure ou chargée de n'importe quel principe médicamenteux, est projeté au travers d'un orifice capillaire avec tant de force, qu'il produit à la peau une petite piqûre comme celle d'une aiguille, et il va se répandre dans le tissu cellulaire qui environne le nerf malade, de sorte que celui-ci en est en quelque sorte complétement imprégné. De plus, cette piqûre et cette diffusion du liquide produisent une action révulsive des plus énergiques, et on le comprend sans peine.

Cet appareil fut expérimenté par M. Mathieu dans quelques services d'hôpitaux, puis on n'en parla plus. Ces expériences furent encore reprises en 1871 avec quelques succès, et de nouveau il n'en fut plus question.

Il y avait là, cependant, un moyen thérapeutique d'une puissance considérable, puisqu'on joignait à la révulsion la plus énergique, l'action directe des médicaments sur le siége même du mal. A cette même époque 1871, j'en fis moi-même

7

quelques applications fort souvent heureuses, et je finis, lorsque j'eus choisi comme liquide médicamenteux une solution de chlorhydrate de quinine et de chlorhydrate de morphine, par ne plus éprouver aucun revers.

Depuis, j'ai eu à soigner un nombre considérable de névralgies essentielles ou rhumatismales, et de rhumatismes proprement dit, et je puis dire que j'ai toujours continué à être heureux. Il est bien entendu que je ne parle pas de névralgies spécifiques ou par altération des nerfs. Car alors, il faut de toute nécessité supprimer la cai e.

Je citerai rapidement quelques observations choisies parmi les plus intéressantes :

M. Ledru, n° 1, rue Montorgueil, n'a pas quitté son lit, depuis cinq mois, par suite d'une névralgie sciatique des plus douloureuses. Les moindres mouvements lui font jeter des cris, et cependant c'est un homme extrêmement robuste et courageux. Il n'est pas de traitement habituellement employé contre cette névralgie qu'il n'ait suivi, et jamais la moindre amélioration n'est survenue. Dès la deuxième séance ce malade peut se lever ; il ne ressent plus absolument aucune douleur ; quelques jours après, il se promène, et depuis, il y a bientôt un an, il n'a jamais rien ressenti.

Mme T..., 13, quai Voltaire, éprouve depuis deux ans de vives douleurs généralisées dans la cuisse et la jambe gauche, non plus seulement dans le nerf sciatique, mais dans ses branches également. Parfois elle a de violentes crises qui l'obligent à garder le lit ; d'autrefois elle peut marcher, mais non sans souffrances ! Et la jambe malade fléchit à chaque instant. A la troisième séance elle va infiniment mieux ; à la neuvième elle se considère comme guérie, et depuis, en effet, elle se porte très bien.

J'en citerais bien d'autres encore, mais comme je n'apprendrais rien de plus, je m'arrête.

VERTIGES

Etourdissements, pseudo-congestions. — Considéré à un point de vue général, le vertige est une maladie extrêmement répandue, et dont on ne trouve cependant nulle part une explication satisfaisante. Pour les uns, et c'est le plus grand nombre, c'est une congestion du cerveau, pour quelques autres, c'est de l'anémie ; pour d'autres, et notamment Trousseau, le vertige n'est le plus souvent qu'un symptôme de la dyspepsie, d'où le nom *à stomaco leso* qu'il lui avait donné Pour d'autres enfin, c'est de l'épilepsie.

Je vais m'écarter un peu de mon sujet en traitant du vertige, mais l'ayant étudié à propos de certaines recherches, d'une façon toute particulière, et croyant être dans le vrai, il m'a paru véritablement utile d'exposer mes idées à ce sujet.

Et d'abord, qu'est-ce que le vertige ? Tout le monde a éprouvé plus ou moins des éblouissements, des étourdissements ; c'est là ce qu'on doit appeler le vertige. On marche tranquillement, ou on travaille ; tout à coup, sans perdre connaissance, un voile passe devant les yeux, on est obligé de s'arrêter un instant, souvent quelques secondes à peine, et tout rentre dans l'ordre.

Quelques personnes en sont affectées si fréquemment, qu'elles n'osent plus sortir seules, de peur de tomber ou de se heurter à un objet quelconque. Pour celles-là, c'est un véritable supplice.

D'autres en ont seulement de temps en temps, soit sans motif appréciable, soit à la vue de certains objets brillants, de certaines couleurs voyantes.

Chez quelques-unes, il n'y a que cette sensation d'un voile qui passe devant les yeux ; chez d'autres, il survient de la pâleur, un peu d'angoisse comme si elles allaient se trouver mal.

D'où vient le vertige ?

Beaucoup de causes très différentes peuvent le produire, et il est important de bien savoir les reconnaître, car de cette connaissance dépendra la guérison.

Le vertige peut tenir à des congestions passagères du cerveau. — C'est là l'ancienne opinion et même l'unique. Aujourd'hui, elle est complétement rejetée par la plupart des modernes, ou reléguée au dernier plan, et c'est un tort. Des individus n'ont de vertiges que quand ils ont les pieds glacés ou qu'ils ont fait un trop copieux repas. D'autres n'en ont que lorsqu'ils sont très constipés. D'autres enfin sont des malades atteints d'hypertrophie du cœur.

Évidemment, ce sont là des congestions. Réchauffez les pieds, guérissez la constipation, et le vertige disparaît.

Dans les maladies du cœur, il y a des congestions actives qui appellent les révulsifs internes et externes.

Mais il y a aussi des congestions passives qui demandent

seulement une régularisation de la circulation cérébrale, et on y arrive admirablement par le bromure de potassium et l'arsenic qui favorisent la contraction des vaisseaux et la progression du sang.

Le vertige peut tenir à l'anémie cérébrale. — Soit que le sang ayant moins de globules n'influence plus assez vivement le cerveau, soit qu'il y arrive en moins grande quantité comme dans quelques affections du cœur.

Si le vertige anémique tient à une anémie générale, les toniques, le fer, sont excellents. S'il y a simple anémie locale, diminution de l'afflux sanguin, ils ne valent rien. C'est encore le bromure, l'arsenic et quelquefois la noix vomique qu'il faut administrer.

Le vertige peut être sous la dépendance d'une cause toxique. — L'abus du tabac, de l'alcool, de l'opium, etc. Le remède est ici nettement indiqué.

Le vertige peut dépendre de diverses lésions cérébrales. — Il faut les chercher ; quant au remède, à moins qu'il ne s'agisse d'une tumeur syphilitique, il est à trouver.

Il y a encore le vertige purement nerveux ; celui qui est lié à une abberration des sens, et que le docteur Krishaber a appelé *à sensibus lesis.* Vertige très commun chez les individus qui pour une cause quelconque ont une surexcitation anormale du système nerveux.

Celui-là se guérit par les bains tempérés et les antispasmodiques. Quand on administre les toniques, on l'augmente.

Et enfin le vertige épileptique, que l'on confond si souvent avec les autres, et qui se reconnaîtra toujours aux deux caractères suivants :

Perte absolue de connaissance parfaitement sentie par le malade, et pâleur subite, suivie ou non de rougeur.

Quelques exemples feront ressortir encore l'importance du diagnostic dans les cas de vertiges :

Mme Vavasseur, à Batignolles, a depuis deux ans des étourdissements fréquents que l'on a traités par des révulsifs et des purgatifs drastiques. Ce sont des congestions passives sous la dépendance d'une affection du cœur, et elles disparaissent en quelques jours avec le bromure et l'arsenic.

Mme D....., rue d'Enghien. Vertige anémique chez une femme d'apparence phlétorique et traitée comme telle. Guérie par les toniques, la viande crue et l'arsenic. Était malade depuis quatre ans.

M. Chailly, 7, rue Monthyon. Vertige par anémie cérébrale. Rapidement guéri par le bromure et l'arsenic.

M. Lequin, 78, rue Montmartre. Étourdissements très fréquents. Traité comme anémique. Guérit en supprimant l'habitude de fumer qui était portée à un degré excessif. Dans ce cas cependant, j'ai donné de l'arsenic pour régulariser la circulation cérébrale et agir sur le bulbe en diminuant la désoxygénation du sang.

M. de X......, Vertiges depuis dix ans qui se produisent plusieurs fois à chaque course que le malade veut faire à pied. M. de X. qui a séjourné plus ou moins dans les diverses capitales de l'Europe, a consulté les médecins les plus autorisés, qui ont attribué sa maladie à toutes les causes, sauf la véritable. Il a fait sept ou huit cures d'eaux minérales sans en retirer la moindre amélioration. Vertige nerveux très rapidement amélioré et guéri aujourd'hui.

J'ai passé très rapidement, n'ayant d'autre intention que de montrer la facilité avec laquelle on peut se tromper, et celle non moins grande avec laquelle on obtient la guérison quand on a découvert la véritable cause du mal. Je n'ai pas parlé non plus, et à dessein, du vertige occasionné par la constipation, le froid aux pieds, les congestions actives; ceux-là, tout le monde sait les guérir.

ÉPILEPSIE

En dehors de l'épilepsie essentielle qui est évidemment la plus commune, il y a l'épilepsie d'origine spécifique, comme celle qui tient à la syphilis. L'analyse des urines n'a rien à y voir.

L'épilepsie par action réflexe chez les individus qui ont des engorgements des glandes mésentériques, chez les rachitiques, chez ceux qui ont eu des méningites.

L'épilepsie provenant de tumeurs intra-crâniennes, l'examen des urines ne peut rien nous apprendre.

L'épilepsie par cause toxique, qu'il s'agisse du mercure, du plomb, du cuivre, de l'alcool. Ici l'analyse des urines peut souvent mettre sur la voie.

Quant à l'épilepsie essentielle, on trouve en général une grande quantité de phosphates, et en l'absence d'autres signes, on peut en conclure qu'il ne s'agit pas d'une épilepsie par d'autres causes, car dans celles-ci les phosphates ne sont pas augmentés.

J'ajouterai un mot à propos du traitement, puisque les circonstances m'y conduisent. On emploie depuis quelques années le bromure de potassium avec des succès divers pour combattre l'épilepsie. Il y a un médicament qui réussit bien mieux encore : c'est la liqueur nervo-motrice du docteur Gillez, dans laquelle entre avec le bromure de potassium, du seigle ergoté sous une forme et dans une proportion que je ne connais pas. J'ai obtenu avec cette liqueur des résultats qui, par leur promptitude d'action, tenaient du prodige. De plus, elle agit sur les vertiges épileptiques ou petit mal, aussi bien que sur les grandes attaques, ce qui n'a point lieu avec le bromure seul. On ne doit pas s'étonner d'ailleurs outre mesure de ces effets, l'ergot de seigle agissant dans le même sens que le bromure.

A ces divers titres, j'ai cru qu'il n'était pas inutile de signaler ce nouveau moyen.

MALADIES DE L'APPAREIL DIGESTIF

Il n'y a pas de maladies plus communes que celles de l'appareil digestif, et il n'y en a peut-être pas non plus qu'on guérisse avec plus de difficulté.

Et cependant rien n'est en général plus facile, et à cet égard, l'analyse des urines nous servira beaucoup.

Presque tout est à refaire dans la pathologie du tube digestif. Qu'on ouvre l'ouvrage de Chomel, qui pendant longtemps a fait autorité, et qu'on le compare à ce que viennent nous apprendre les expériences de physiologie les plus récentes, et on sera tout étonné de l'obscurité qui existait il y a quelques années à peine, et de la clarté qu'on peut jeter aujourd'hui sur l'étude de ces maladies.

On faisait alors deux grandes divisions : la gastralgie qui se subdivisait en crampe d'estomac, gastralgie flatulente, gastralgie vraie, gastralgie consécutive à l'ingestion des aliments, et la dyspepsie bien plus compliquée encore ; et tout se reproduisait pour l'intestin.

De plus, il y avait l'embarras gastrique, la gastrite, l'ulcère simple et le cancer.

Je ne parlerai pas des deux derniers ; il y a des lésions locales particulières qui caractérisent la maladie et doivent les faire classer à part.

La gastrite qu'on voyait partout, il y a 30 à 40 ans, et qu'on ne voit jamais plus aujourd'hui, doit se fondre avec l'embarras gastrique sous le nom de catarrhe gastrique.

Celui-ci je le retiens.

Quant aux gastralgies, aux entéralgies et aux dyspepsies de l'estomac ou de l'intestin, j'ai sur ces maladies des idées toutes particulières, et les succès que j'obtiens me prouvent chaque jour davantage que je suis dans le vrai.

J'admets la gastralgie et l'entéralgie comme des névralgies de l'estomac et de l'intestin.

Dans la dyspepsie, je ne reconnais que deux variétés : la dyspepsie nerveuse provenant d'une irrégularité d'action dans le pneumo-gastrique ou le grand sympathique. Comme traitement, elle doit être assimilée à la gastralgie et à l'entéralgie.

Puis la dyspepsie par altération des glandes à peptone.

Quant aux divers phénomènes de flatulence, d'acidité, quant aux vomissements et à la constipation, ce sont des symptômes généraux qui appellent certainement un traitement spécial, mais qui ne peuvent servir à caractériser les maladies, car ils sont communs à toutes les formes.

Mais à quoi sert l'analyse des urines dans tout cela? Le voici :

Toutes les fois qu'il y a dyspepsie par altération des glandes à peptone, il y a dans l'urine et plus souvent dans celle du matin que dans celle du soir, un dépôt presque immédiat d'urates, tandis que l'urine du soir reste claire.

Cela s'explique d'ailleurs très bien avec ma théorie sur la formation des urates, et elle vient à son appui.

On comprend très bien en effet que les aliments incomplétement élaborés ne puissent servir en totalité à l'assimilation, et qu'une partie passe immédiatement dans les urines sous forme d'urates.

Dans la gastralgie et dans la dyspepsie nerveuse au contraire, l'urine est non-seulement claire, mais décolorée et abondante, ce qui sert à les différencier de la dyspepsie par altération des glandes à peptone, et ce n'est pas toujours, on le sait, très facile.

Dans le catarrhe gastrique il se produit également un dépôt d'urates, mais très léger et non constant. D'ailleurs la perte complète d'appétit et l'enduit de la langue servent suffisamment à le caractériser.

Le diagnostic étant ainsi posé, le traitement en découle, on le conçoit, bien plus facilement, car il n'y a plus à considérer en définitive que trois cas :

Le catarrhe gastrique et gastro-intestinal justiciable en général des vomitifs ou des purgatifs.

Les névralgies et les dyspepsies nerveuses de l'estomac et de l'intestin qui reconnaissent le même traitement, les modérateurs réflexes et certains névro-musculaires.

Les dyspepsies par altération des glandes à peptone, qui se guérissent par les eupeptiques.

Il est bien entendu toutefois que je ne donne ici que des indications générales. Il peut y en avoir de spéciales dans chaque cas, comme la perte d'appétit, la constipation, l'anémie, qui compliquent si souvent l'une ou l'autre des maladies que je viens de passer si rapidement en revue.

Il y a aussi la question du repos relatif des organes, c'est-à-dire du régime dont je ne parle pas, pour ne point m'écarter de mon sujet, et qui a une importance considérable.

Quelques exemples pour terminer :

Catarrhe gastro-intestinal. — M. B....., 11, rue Drouot, a perdu depuis longtemps l'appétit, a la langue blanche et la bouche mauvaise le matin. Le ventre est ballonné après les repas ; il y a une constipation habituelle opiniâtre et des maux de tête qui sont vraisemblablement sous l'influence de la constipation. A l'examen des urines on trouve le matin un léger dépôt d'urates qui se traduit par un trouble général, lequel trouble disparaît en chauffant. L'urine du soir ne présente rien absolument. Diagnostic catarrhe gastro-intestinal qui disparaît rapidement par l'usage de l'eau de Birmenstorf et de quelques amers ensuite, et le régime.

Gastralgie. — M. Poret, à Péronne, souffre depuis très longtemps lorsqu'il est à jeun, l'ingestion des aliments le soulage, et la digestion terminée, la douleur revient. Pas le moindre trouble dans l'urine. Gastralgie rapidement guérie par le sirop de chloral morphiné.

Madame de V....., rue de Lille, 27 ans, très nerveuse, souffre depuis plusieurs années de l'estomac, tantôt quelques jours seulement, souvent plusieurs mois. La douleur survient quelquefois comme un coup de foudre et avec une violence excessive, tantôt à jeun, tantôt après les repas, et elle dure parfois constamment. L'estomac habituellement détendu est douloureux à la pression du doigt ; la pression avec la main entière la soulage au contraire. Rien dans les urines. Gastralgie. Guérison en moins d'un mois.

Madame Lagatu, 12, rue Vieille-du-Temple, guérie en quelques jours d'une gastralgie qui durait depuis fort longtemps également, etc.

Dyspepsie nerveuse. — M. X..., quai des Grands-Augustins, souffre de l'estomac et digère mal depuis plus de sept ans. Dès qu'il a mangé, son estomac se gonfle, il sent des gaz qui l'étouffent, et il en rend souvent, ce qui le soulage. Il a des renvois acides, quelquefois des vomissements. La douleur est sourde plutôt que vive. Elle survient une demi-heure ou une heure après avoir mangé et disparaît quatre ou cinq heures après. Pas le moindre trouble dans les urines. Dyspepsie nerveuse dont la guérison ne s'est pas démentie depuis deux ans.

Dyspepsie par altération des glandes à peptone. — M. Batut, 11, rue du Temple, a eu à plusieurs reprises les digestions très difficiles. Depuis quelques temps surtout, quoique l'appétit soit conservé, il n'ose manger, tant la digestion le fait souffrir ; le ventre est très ballonné. Il y a des alternatives de diarrhée et de constipation. Les urines du matin présentent un trouble considérable qui disparaît par la chaleur, et il se forme par le repos un dépôt léger, floconneux, très abondant d'urates. Il s'agit évidemment d'une dyspepsie par altération des glandes à peptone. Le traitement ne pouvant plus s'égarer était dès-lors facile à prescrire. Et en effet, dès la première huitaine ce malade allait beaucoup mieux et sa guérison s'achevait rapidement.

Madame Guérin, 74, rue des Quatre-Vents, à Charenton, avait également une dyspepsie de même nature que la précédente et qui avait résisté à un grand nombre de médications. En quelques jours elle était guérie, lorsqu'il fut bien certain qu'il n'y avait qu'à agir sur une seule cause.

CONSTIPATION --- DIARRHÉE

Je ne puis laisser les maladies de l'appareil digestif sans dire quelques mots de la constipation et de la diarrhée, d'autant que l'analyse des urines a ici encore une certaine importance.

On connaît les divers accidents dûs à la constipation : congestions diverses, surtout du côté de la tête, ce qui détermine des vertiges, obstacle à la guérison des affections du tube digestif, production d'hémorroïdes, de flueurs blanches, de catarrhe vésical, etc., etc. Sans compter les ennuis inhérents à cet état, c'est-à-dire la difficulté des garde-robes, et le désagrément occasionné par les moyens journaliers qu'on emploie pour la combattre.

Mais ce qu'on ne connaît pas, et ce qu'a révélé l'examen chimique, c'est l'espèce d'empoisonnement que détermine la trop longue rétention des matières dans le gros intestin. C'est le professeur Chalvet qui a le premier appelé l'attention sur cet empoisonnement qui se traduit par des frissons erratiques et un malaise général. On conçoit parfaitement en effet, que l'absorption incessante des principes putrides et septiques qui proviennent de la décomposition des matières, puisse occasionner à la longue une intoxication dangereuse, et on pourrait trouver dans ce fait l'explication de plus d'un trouble de la nutrition.

Tout ceci prouve qu'il faut faire tous ses efforts pour se débarrasser de la constipation, mais d'un autre côté, les purgatifs et les lavements qu'on emploie si habituellement dans ce but, ne font qu'augmenter le mal, et ils produisent eux-mêmes à la longue, les effets les plus pernicieux.

Dans ce moment il existe un remède fort à la mode, le podophylle Coirre, qui guérit la constipation sans purger, probablement par une action réflexe sur le grand sympathique. Pour mon compte, je l'ai employé un très grand nombre de fois avec succès. Mais il n'a d'action que sur la constipation nerveuse ou par atonie de l'intestin qui est, il est vrai, de beaucoup la plus fréquente. Lorsqu'il y a des complications, il faut un traitement régulier, mais on peut arriver toujours à se débarrasser de cette infirmité.

Diarrhée chronique. — Dans les diarrhées chroniques, j'ai toujours remarqué, comme dans la dyspepsie par altération des glandes à peptone, un dépôt très prononcé d'urates dans l'urine. Ceci se comprend, si l'on songe qu'avec la diarrhée chronique il y a toujours une mauvaise élaboration des aliments. Mais comme de plus il y a une très faible absorption des matières alibiles, il s'ensuit que l'assimilation se fait à un degré extrêmement faible, d'où cette anémie spéciale que j'ai caractérisée par le mot de diathèse uratique.

Et c'est pour avoir méconnu ce caractère tout particulier d'anémie qui accompagne les diarrhées chroniques, qu'on parvient si difficilement à les enrayer et à reconstituer l'organisme affaibli. Je ne parle pas, bien entendu, des cas où il y a ulcération ou cancer. J'en suis convaincu, d'autant plus que j'ai un assez grand nombre de faits de diarrhées qui ont été guéries avec une rapidité prodigieuse, en tenant compte de ces circonstances.

Je citerai notamment cette observation d'un M. Nédel, de Poly-sur-Serin, près de Chablis (Yonne), qui était atteint d'une diarrhée avec pertes de sang fréquentes, ce qui devait laisser supposer l'existence d'ulcérations intestinales. Depuis huit ans, ce malade, qui avait tout épuisé, et qui certainement ne guérissait pas parce qu'on ne parvenait jamais à donner à sa constitution la force nécessaire pour réagir, me consulta le 18 octobre 1872. Je lui donnais de l'opium, du chlorure de sodium et de la viande crue, et dès les premiers jours sa diarrhée s'arrêta, les forces revinrent rapidement, et il était tout à fait bien dans la première quinzaine de novembre. J'en ai eu encore des nouvelles le 10 décembre, et sa santé continuait à être excellente.

MALADIES DU FOIE
Engorgement simple

Inflammation chronique (cirrhose). —Cancer. — Calculs du foie (coliques hépatiques). — Dans les diverses maladies du foie que je viens d'énumérer, l'examen des urines peut avoir souvent une très grande importance.

J'ai déjà indiqué les caractères de l'urine ictérique selon qu'on a affaire à un ictère biliphéique ou à un ictère hémaphéique. Je n'ai pas besoin d'y revenir. — Dans l'engorgement simple, les urines sont habituellement épaisses, rougeâtres et elles colorent en rouge vif les parois du vase. — Lorsqu'il y a de l'ictère, elles présentent les divers caractères que j'ai assignés à l'ictère biliphéique. — Quand l'ictère n'est pas apparent, il peut encore être décelé dans l'urine, et s'il n'en existe à aucun degré, on y trouvera des acides biliaires.

On voit donc que dans les cas douteux, — et ils sont nombreux — qu'il existe ou non de l'ictère, l'analyse des urines conduit au diagnostic de la façon la plus sûre.

J'ai actuellement en traitement un engorgement simple du foie avec ictère intense, chez M. F., 7, rue Louvois, qui avait été pris pour une cirrhose, et que j'ai dû reconnaître par l'examen des urines. — Ce malade, quoique incomplètement guéri, va aujourdhui très bien.

Cirrhose.—Dans la cirrhose les urines sont très-rares, d'un rouge vif, chargée d'une très grande quantité de matière colorante qui leur donne l'apparence d'urines sanglantes, et d'urate acide d'ammoniaque. — S'il y a de l'ictère les urines seront naturellement ictériques. — C'est enfin dans la cirrhose que la réaction de l'acide sulfurique produit la couleur la plus foncée. De même l'indigose pour le cancer.

Dans le courant du mois de décembre 1872, j'étais consulté pour un monsieur de Saint-Quentin qui était atteint, me disait-on, d'une maladie du foie que les médecins ne pouvaient pas encore déterminer et on me demandait si je pouvais, par l'analyse des urines, porter un diagnostic positif. — A première vue je les pris pour des urines sanglantes, mais je n'eus pas de peine à en déterminer la nature, et j'affirmais de la façon la plus positive qu'il s'agissait d'une cirrhose. — Je ne sais pas, au moment où j'écris, ce qui est advenu de ce malade, mais je n'ai malheureusement aucune crainte d'être démenti par les événements.

Il est donc très important d'examiner les urines dans les cas douteux, et ils le sont toujours au début et souvent même lorsque la maladie est avancée. — Et alors on ne se livrera pas à des médications intempestives.

COLIQUES HÉPATIQUES

On confond assez souvent les coliques hépétiques avec les coliques néphrétiques qui ont lieu dans le rein droit, et quelquefois avec la gastralgie, et il n'y a rien d'étonnant, les douleurs étant presque les mêmes, et le malade ne pouvant toujours en indiquer le siége précis, ni se livrer à une exploration suffisante.

Dans la colique hépatique, l'émission de l'urine ne présente ni difficultés ni fréquence. Et elle offre toujours à la fin de la crise la couleur ictérique et pas de graviers.

Dans la gastralgie, l'urine est très décolorée et très abondante. Elle ne présente rien de caractéristique lorsque la douleur a cessé.

Dans la colique néphrétique, l'émission est toujours fréquente et difficile, l'urine rare, claire pendant la crise, et parfois sanglante, toujours troublée, diversement colorée, et contenant du sable et des graviers après la crise.

On voit qu'il est facile par l'examen des urines, de poser un diagnostic exact, et je pourrais montrer, par de nombreux exemples, que des méprises ont été fréquemment commises quand on n'a pas su ou voulu se servir de ces caractères, mais je ne crois pas que ce soit bien utile.

KYSTES HYDATIQUES DU FOIE

L'analyse des urines n'apprend rien dans les kystes hydatiques du foie. Mais l'examen microscopique du liquide extrait par la ponction exploratrice, qui est presque toujours nécessaire pour fixer le diagnostic, permet seul de reconnaître la présence des hydatides.

J'ai eu plusieurs fois à pratiquer cet examen, et cela m'a donné l'idée d'employer un procédé bien simple et bien inoffensif pour la guérison de ces kystes, procédé que j'ai étendu à la cure de l'hydrocèle, de l'hygroma et de quelques kystes de l'ovaire, récents et de nature séreuse.

Comme il s'agit d'un point de thérapeutique extrêmement intéressant et à peu près inconnu, j'en dirai quelques mots.

J'en ai, du reste, parlé dans un autre ouvrage publié en 1871. (Du traitement de quelques maladies rebelles, — Parent, imprimeur de la Faculté de Médecine, 31, rue Monsieur-le-Prince). Et j'ai vu depuis que des chirurgiens avaient appliqué ce procédé avec les plus grands succès, dans la cure de l'hydrocèle notamment. Je doute que ces messieurs aient eu connaissance de ma brochure, et il est fort probable que la même idée nous est venue. Mais je ne tiens nullement à la question de priorité.

Je passe au fait.

Tout le monde connaît la méthode le plus habituellement mise en usage pour la guérison des kystes hydatiques et des cavités closes accidentelles contenant de la sérosité. Cette méthode consiste simplement à ouvrir le kyste au moyen d'un trocart, à évacuer la presque totalité du liquide, et à pousser dans la cavité une injection iodée plus ou moins concentrées et dont on laisse une plus ou moins grande partie. L'injection est renouvelée au besoin.

Cette méthode a donné un assez grand nombre de succès, mais elle ne réussit pas toujours, elle n'est pas applicable à tous les kystes, et elle peut être dans certains cas très

dangereuse. De plus, quoique ce ne soit pas aussi douloureux qu'on pourrait le croire, les malades ne voient pas
sans une vive appréhension, le chirurgien s'apprêter à leur
percer le ventre ou la poitrine, et beaucoup, au moment de
l'opération, s'y refusent.

En présence de ces divers inconvénients que je connais-
sais par expérience, je me suis demandé si l'on ne pourrait
pas arriver exactement au même résultat par un autre procédé complétement inoffensif, et ne pouvant en aucune façon
effrayer les malades, même les plus timorés.

Que se passe-t-il dans le procédé ordinaire? La teinture
d'iode change la nature du liquide et développe sur la paroi
du kyste un inflammation qui lui permet de résorber son
contenu et tarit sa sécrétion. Or, en faisant une ponction
avec l'aiguille de la seringue à injections sous-dermiques,
et en injectant un certain nombre de gouttes seulement de
solution iodée très concentrée, les mêmes phénomènes vont
absolument se produire ; les qualités du liquide vont changer, et il va acquérir, comme précédemment, des propriétés
qui lui permettront de se résorber et l'empêcheront de se
reproduire. L'injection pourra en outre être renouvelée, si
c'est nécessaire, avec la plus grande facilité, et il deviendra également très aisé de poursuivre les kystes multiloco-
latres, ce qui n'est pas possible autrement. Quant au danger,
il est absolument nul, une piqûre d'aiguille ne permettant
pas au liquide de fuser au dehors de la cavité, et la cicatri-
sation ayant lieu en quelques heures.

Ce procédé est applicable à tous les kystes séreux en général, surtout à ceux de moyen et de petit volume ; aux kystes
de l'ovaire et aux kystes hydatiques, aux hydrocèles, aux
hygromas, aux hydarthroses, etc.

Voici quelques observations :

M. Mal..., demeurant rue de Montmorency, est porteur depuis deux
ans d'une hydrocèle qui a actuellement le volume du poing. Il a déjà
consulté un chirurgien fort distingué qui lui a dit qu'il ne guérirait pas
sans une opération. Extrêmement sensible et craintif, il n'a pas de repos
depuis ce moment. Il vient me trouver et consent parfaitement à supporter la petite piqûre d'aiguille que je lui propose. J'injecte 6 gouttes
de solution d'iode concentrée, et je renvoie le malade, qui rentre chez lui à
pied. Huit jours après, le liquide était résorbé, et il ne s'est plus reproduit.

M. Dis..., âgé de 11 ans, demeurant à Meaux, m'est amené par sa mère pour un hygroma du genou gauche, datant d'un an, et pour lequel une opération a été jugée indispensable.

J'injecte quatre gouttes de solution. L'hygroma disparaît en grande partie dans la huitaine. Quelques jours plus tard, il paraît vouloir se développer de nouveau. Le petit malade, qui n'a senti qu'une douleur insignifiante, consent, sans se faire aucunement prier, à me laisser agir encore, et cette fois le liquide disparaît en entier et ne se renouvelle plus.

Mme de V..., tante de cet enfant, vient quelque temps après pour me parler d'une grosseur qu'elle croit sentir dans le ventre et qui s'accompagne de pesanteurs incommodes. Je constate un kyste de l'ovaire gauche de la grosseur du poing, uniloculaire, et très probablement séreux. J'amène par aspiration de la seringue quelques gouttes de liquide qui confirment mon diagnostic, et j'injecte, sans sortir l'aiguille, 20 gouttes de solution. Le kyste se résorbe en douze jours, et il ne s'est pas reproduit.

MALADIES DES REINS

Nous avons déjà passé en revue une bonne partie de la pathologie des maladies chroniques, et nous avons vu comme je l'avais annoncé, que dans la plupart de ces maladies, l'analyse des urines avait soit une importance capitale, soit une importance secondaire encore très considérable.

Mais dans les affections des reins et de la vessie, cette importance est tellement naturelle, qu'elle a dû tout d'abord attirer l'attention. Aussi de nombreux ouvrages ont été consacrés à cette étude, et on la retrouve sous une forme plus ou moins étendue dans tous les livres de pathologie. Je pourrai donc être bref, et me borner à quelques considérations générales.

Les maladies des reins le plus habituellement observées, sont la néphrite chronique simple, la pyélo-néphrite, la néphrite albumineuse et la colique néphrétique.

Quant au cancer du rein, à la cirrhose et aux tubercules de cet organe, ce sont des maladies si rares, que je les passerai sous silence, bien que l'analyse des urines ait également dans le diagnostic la plus haute valeur.

NÉPHRITE CHRONIQUE SIMPLE

Pyélo-néphrite. — L'inflammation du rein coexiste si généralement avec l'inflammation des calices et des bassinets, que je ne les séparerai pas dans ma description.

Le fait capital dans la néphrite, c'est la présence du pus dans les urines, et souvent du sang.

Mais dans le simple catarrhe de la vessie et surtout dans l'inflammation de cet organe, ces mêmes phénomènes se présentent également, et l'absence de douleur locale rendrait le diagnostic très difficile, si on n'avait un moyen certain de se reconnaître dans la présence des épithéliums. Ces épithéliums facilement reconnus au microscope, ne sont pas les mêmes, nous l'avons vu, pour la muqueuse des reins, des calices, des bassinets, des uretères et de la vessie.

De plus, dans l'inflammation de la vessie, il y a une grande quantité de mucus qui n'existe pas dans la néphrite, et des triples phosphates.

Toutes les fois donc, qu'on verra du pus dans l'urine, au moins en quantité notable, on devra se dire qu'il existe une néphrite ou une cystite, et il faudra continuer son examen, car la médication est toute différente dans l'un et l'autre cas.

On devra examiner de plus s'il existe de l'acide urique, car le traitement dans ce cas se modifiera encore.

A chaque instant, je vois des néphrites prises pour des catarrhes de vessie, et où tout ce que l'on a fait a échoué invariablement ; j'en citerai un exemple des plus concluants :

M. Gosse, rue de la Réunion, 10, à Charonne, vint me consulter le 31 juillet 1871 ; malade depuis deux ans, il était à cette époque extrêmement affaibli et ne pouvait marcher qu'avec les plus grandes difficultés. Il rendait d'énormes quantités de pus, et sentait à chaque instant le besoin d'uriner. Il y avait peu de douleur. Traité en vain et de toutes les façons, pour un catarrhe de la vessie, il voyait sa maladie empirer chaque jour, et à la date dont je parle, son état était certainement des plus sérieux.

Ayant reconnu qu'il s'agissait d'une néphrite simple, je fis cesser toutes les médications antérieures, eaux de Vichy, goudron, bourgeons de sapin, etc., etc., et je le mis simplement à l'usage du perchlorure de fer.

En quelques jours tout allait mieux, et un mois et demi ou deux mois après, il était méconnaissable.

Néphrite calculeuse. — Coliques néphrétiques. — Dans la néphrite calculeuse confirmée, tout se passe comme dans la néphrite simple. Il faut seulement, comme je l'ai dit, agir directement sur la cause, c'est-à-dire la diathèse urique dont j'ai tant parlé déjà.

Mais avant d'en arriver là, il existe, et souvent pendant longtemps, des douleurs de reins atroces et revenant par accès à des intervalles plus ou moins éloignés. Ce sont les coliques néphrétiques.

J'en ai déjà indiqué le diagnostic à l'article coliques hépatiques, auquel je renvoie, page 108.

Le traitement général est le même que celui de la gravelle urique. Quant au traitement des accès, c'est-à-dire des coliques, rien ne vaut les injections hypodermiques de morphine, ou à défaut les frictions avec le chloroforme et la teinture de belladone.

Néphrite albumineuse. — (Albuminurie. — Maladie du Brigt). — J'ai déjà parlé fort longuement de la présence de l'albumine dans les urines, des moyens de la reconnaître, ainsi que le degré d'altération des reins, degré d'où dépend la guérison; je puis donc me dispenser d'insister, et je me contente de renvoyer pour ce sujet à la page 42 et suivantes.

J'ai longuement insisté aussi page 42 et page 72 à propos des anémies, sur la présence si souvent méconnue de l'albumine dans les urines, et sur les dangers considérables qui survenaient fatalement dans ce cas.

L'étiologie, et les symptômes, etc..., cela sort de mon cadre. Quant au traitement, j'en dirai un mot parce qu'il est le plus souvent irrationnel.

Du lait, de la viande crue, des potages au gluten et de la croûte de pain. Voilà le régime dont il ne faut pas sortir tant qu'il reste une grande quantité d'albumine, et auquel il faut revenir dès qu'elle augmente de nouveau, ce qui rend très important l'examen fréquent des urines.

Du tartrate de fer à très haute dose, ou de l'iodure de potassium, selon les cas, voilà les deux seuls médicaments qu'on doive donner au point de vue de l'altération des reins.

Et si la maladie n'a pas dépassé ce degré au-delà duquel tout devient inutile, on obtiendra des succès souvent éclatants.

J'en possède un grand nombre, mais je ne citerai qu'une observation qui sera d'ailleurs instructive à plusieurs égards :

Mme de V... éprouve depuis plus d'un an une lassitude, une faiblesse que rien n'a pu vaincre. Elle a des palpitations, de l'essoufflement, des vertiges, des maux de tête fréquents ; tantôt de la diarrhée, tantôt une constipation opiniâtre. Il n'y a pas d'appétit, les digestions sont mauvaises, et il survient parfois des vomissements. — A plusieurs reprises, elle a eu les paupières enflées ; actuellemennt même, il existe après la marche un peu d'enflure aux pieds, mais cette enflure disparaît pendant la nuit. Constamment traitée pour l'anémie, à laquelle on rapporte même l'enflure qu'elle n'a pas manqué de signaler, Mme de V... se voit mourir, selon son expression.

Il n'était que temps, en effet, qu'on découvre la cause de sa maladie. Elle m'apporta des urines en venant me consulter, et lorsqu'elle m'eût raconté ce qu'elle éprouvait, je me doutais bien à leur couleur pâle, verdâtre et à la mousse abondante qui remplissait le flacon, que j'allais trouver de l'albumine. Voici l'analyse que j'en ai faite et que j'ai conservée :

Urines très pâles. Très peu acides. Densité 1,019. Production abondante de mousse par l'agitation ; cette mousse persiste indéfiniment. Diminution notable d'urée (16 grammes seulement pour 1,500 grammes) ; diminution de l'acide urique, des urates et des chlorures. Précipitation de l'albumine par la chaleur et par l'acide nitrique (4 grammes dans 1,500 grammes d'urine). L'examen microscopique démontre l'absence complète d'épithélium rénal et de cylindres. Diagnostic : Néphrite albumineuse avancée, mais susceptible de guérison.

Je mis immédiatement Mme de V..., au régime lacté exclusif et au tartrate de fer. Un mois après elle était méconnaissable, mais elle ne supportait plus le lait que très difficilement. Je le remplaçais par la viande crue, les potages au gluten et un peu plus tard quelques viandes grillées. Le troisième mois je supprimais le tartrate de fer que je remplaçais par l'iodure de potassium, et je me départis encore un peu du régime, car il n'y avait plus que des traces d'albumine. Bientôt il n'y en eut plus du tout, et Mme de V..., se porte depuis longtemps déjà admirablement.

MALADIES DE LA VESSIE

Le fait saillant qui, dans l'inflammation de la vessie, ressort de l'examen des urines, c'est la présence du mucus pour les cas légers, du mucus et du pus pour les cas plus avancés. Et j'ai indiqué en parlant de la néphrite, les signes qui permettaient de reconnaître si le pus venait de la vessie ou de la portion des voies urinaires qui y aboutissent.

La douleur, l'envie fréquente d'uriner, la difficulté de retenir les urines, sont plus ou moins intenses et en proportion de l'étendue et de l'ancienneté de la maladie, et aussi de l'âge du malade.

L'inflammation de la vessie tient à des causes très variées, et il est indispensable de s'en rendre un compte exact si l'on veut faire un traitement méthodique, et arriver à guérir ses malades, point doublement important, car la gravelle ne provient souvent que de catarrhes mal soignés, comme nous le verrons.

Une inflammation de l'urètre ou des voies urinaires supérieures peut, en se propageant, déterminer une cystite ; de même la présence d'un calcul, ou la gravelle, par l'irritation permanente qu'elles occasionnent. Et enfin, toutes les causes capables d'empêcher la vessie de se vider complétement. Le rétrécissement de l'urètre dans l'âge adulte, par exemple, la paralysie, l'atonie sénile, etc.

La nomenclature seule de ces causes, indique en partie le remède. Je n'y insisterai pas.

Mais il y a en outre des indications générales qui s'appliquent à tous les cas, et quelques autres particulières, qui réclament une médication spéciale.

Vider complétement la vessie au moins deux fois dans la journée, au moyen d'une sonde, si c'est nécessaire, Voilà l'indication capitale dans les cas où la vessie ne se vide pas naturellement.

Faire des lavages et à grande eau, si l'on peut passer une sonde à double courant, voilà celle qui doit dominer lorsqu'il existe du pus en grande quantité et depuis longtemps, surtout lorsque les urines sont alcalines, parce qu'alors le pus se prend dans la vessie même, en masses glaireuses dont seule, elle se débarrasse difficilement.

Lorsque la vessie commence à se nettoyer, les injections à l'eau de goudron, à l'eau distillée de copahu, à la solution de Borax et surtout au silicate de soude seront excellentes.

S'il y a de l'atonie, les injections avec une solution de nitrate d'argent, au millième, produiront des résultats presque immédiats.

Si les urines sont très acides, une solution faible de bicarbonate de soude.

Si les urines sont alcalines, une solution d'acide benzoïque.

A L'INTÉRIEUR, quand l'inflammation est sub-aiguë, l'eau de goudron en quantité ; si l'irritation est vive, le bromure de potassium et la belladone.

Quand l'inflammation est franchement chronique, la térébenthine.

Quand les urines sont très acides, le bicarbonate de soude.

Si les urines sont alcalines, l'acide benzoïque ; le benzoate de soude dans la gravelle urique ; l'acide benzoïque dans la gravelle phosphatique.

Et par dessus tout, lorsqu'il existe une constitution délabrée, un organisme détérioré, le perchlorure de fer ou le tartrate de fer et de potasse.

On voit combien sont nombreuses les indications fournies par le catarrhe de la vessie, et si j'ai insisté, quoique bien brièvement, c'est qu'en général on les méconnaît presque constamment, et que d'autre part, pour ne point les méconnaître, il faut pratiquer avec soin l'examen des urines, ce qu'on ne fait presque jamais.

Il existe pour le traitement de cette maladie une formule banale qu'on applique à tous les cas : l'eau de goudron et la térébenthine, ou ce qui revient au même, le bourgeon de sapin. On n'en sort pas en quelque sorte, aussi ne faut-il pas s'étonner du grand nombre de malades atteints de catarrhe de la vessie, qui vont demander aux spécialistes un soulagement qu'ils ne trouvent nulle part.

Or, j'affirme que si l'on veut étudier la question au point de vue où je me suis placé, on trouvera peu de cas réfractaires. Je mets à part, bien entendu, les malades atteints de calculs. A ceux-là il faut une intervention chirurgicale, si l'on veut voir cesser les accidents.

Voyons quelques observations à l'appui :

M. B......, 112, rue Richelieu, âgé de 70 ans, malade depuis cinq ans, et se sondant pour vider sa vessie depuis trois ans, vient me consulter le 21 septembre 1871, après s'être soigné en vain par divers moyens. Ajoutons qu'il y avait une constipation des plus opiniâtres, et c'est déjà là une cause d'entretien du catarrhe vésical chez les vieillards. Je n'eus pas de peine à reconnaître une inflammation atonique, car elle était des plus caractérisées. J'ordonnais de la podophylle Coirre, une pilule tous les soirs, et pour tout traitement direct, une injection par jour avec une solution de nitrate d'argent, mais au centième, bien certain de ne provoquer qu'une réaction insignifiante. Le 25 octobre, le malade était complétement guéri. Quant à sa constipation, elle avait disparu dès la fin de la première quinzaine.

M. Trottin, rue Ménilmontant, à Bagnolet, était atteint depuis dix ans d'un catarrhe de la vessie dont il ne pouvait se débarrasser, lorsqu'il vint me consulter, le 14 octobre 1872. Pas de gravelle, mais les urines très acides; et ce n'était que cette acidité, jamais combattue, parce qu'on n'avait pas cherché à la reconnaître, qui seule entretenait le catarrhe. Le 24 octobre, dix jours après, sous la seule influence du bi-carbonate de soude, ce malade ne ressentait plus rien. Malgré mes recommandations, il cesse le traitement quelques jours après, et de nouveau sa maladie reparaît, 28 décembre. Le 11 janvier dernier, nouvelle disparition, et cotte fois définitive, je l'espère ; car le malade prévenu, continuera certainement pendant longtemps le médicament.

M. L....., rue du Château-d'Eau. — Vive irritation de la vessie et surtout du col par rétention d'urine provenant d'un rétrécissement. Dépôt consécutif de sable urique et de phosphates. Guérit rapidement de ces symptômes par le bromure de potassium. Prend de l'eau de Vals pour neutraliser la production de l'acide urique. Pourra et devra se soigner dans peu de temps pour le rétrécissement qui sans cela restera une cause constante de renouvellement de la maladie.

GRAVELLE

J'ai longuement parlé déjà des phosphates de l'urine, des urates et de l'acide urique. notamment pour ces derniers, à propos de l'arthritis et des diathèses uratiques et uriques, à propos de la goutte (pages 78 et 80). Ces diverses notions déjà acquises me permettront de dire en peu de mots ce qui me paraît essentiel au point de vue de la gravelle.

On a fait pour la gravelle des divisions sans nombre. En fait, et mettant à part quelques cas exceptionnels, il n'y a que deux sortes de gravelle :

Celle qui tient à une disposition particulière de l'organisme : diathèse urique, gravelle urique;

Celle qui se forme directement dans la vessie : gravelle phosphatique.

Dans la première, l'urine est toujours acide. Dans la seconde, elle est toujours alcaline.

Comment se produit la gravelle?

Le mécanisme en est fort simple si l'on veut bien le débarrasser de toutes les circonstances purement accessoires ; et c'est à coup sûr le point de vue le plus philosophique.

Il existe, nous l'avons vu, chez certains individus, une tendance à fabriquer en quantité des urates et de l'acide urique. Cette tendance non réfrénée par le genre de vie, exagérée même presque à plaisir quelquefois, produit alors divers accidents dont j'ai parlé.

Le plus typique de ces accidents, c'est la goutte, c'est-à-dire l'accumulation dans les articulations, de l'urate de soude.

Mais si les urates se présentent longtemps en excès, comme il y a par ce fait excès d'acide urique, puisque les urates ne sont que des combinaisons de l'acide urique avec la soude, l'ammoniaque, etc, il arrivera un moment où cet excès d'acide urique ne pourra plus rester dissous, il se déposera. Si c'est dans le rein, on aura la gravelle rénale et la colique néphrétique. Si c'est dans la vessie, ce sera la gravelle urique proprement dite.

Et alors les malades rendront de temps en temps d'abord, puis constamment par la suite, du sable rouge qui n'est autre que de l'acide urique.

Seulement qu'on ne confonde pas. Il faut, pour qu'il y ait gravelle, qu'on rende en urinant de ces sables rouges ; il faut qu'ils apparaissent immédiatement au fond du vase. Si ce n'est qu'un certain temps après l'émission que se forme l'acide urique (le sable rouge), ce n'est plus de la gravelle. Tout au plus y aurait-il prédisposition, et il faut engager dans ce cas les malades à se rendre compte du fait. Dans le premier, les soigner pour la gravelle confirmée ; dans le second, les prévenir que les écarts de régime habituels pourraient bien être très préjudiciables, et les engager à s'observer et à remarquer en même temps si les sables rouges persistent, et dans ce cas, leur donner à prendre de temps à autre des alcalins, et mieux encore du benzoate de soude.

La gravelle urique vient donc d'une disposition particulière de l'organisme. Il n'en est point de même de la gravelle phosphatique.

On peut rendre accidentellement plus de phosphates que d'habitude, mais cela disparaît et ne constitue pas une diathèse.

Ce sont donc les phosphates normaux de l'urine, et parmi

ceux-ci, les phosphates terreux qui produisent la gravelle phosphatique, uniquement en se déposant dans la vessie sous l'influence de l'alcalinité de l'urine, absolument comme ils le feraient dans un vase à expérience.

Toutes les causes capables de produire l'alcalinité habituelle de l'urine, peuvent déterminer par conséquent la précipitation des phosphates et la formation de la gravelle phosphatique.

Parmi ces causes, le catarrhe préexistant de la vessie est une des plus fréquentes, et c'est cette maladie qu'on devra tout d'abord soigner, en donnant en même temps de l'acide benzoïque qui ramènera l'urine à l'état acide.

Quant au traitement de la gravelle urique, je l'ai indiqué assez souvent pour ne pas avoir besoin d'y revenir.

MALADIES DE L'UTÉRUS ET DE SES ANNEXES.

Métrite chronique. — *Leucorrhée*, etc. — J'ai déjà dit que chez les femmes on trouvait quelquefois dans l'urine une petite quantité de pus, et que cela indiquait sûrement une leucorrhée. Sans avoir une grande importance pour le clinicien, ce signe peut quelquefois mettre sur la voie d'une affection de la matrice, alors que rien ne la faisait soupçonner. Chez les jeunes filles, notamment, il m'a été souvent d'une certaine utilité ; mais je passe outre, n'ayant rien à dire qui ne sorte de mon sujet.

Kystes de l'ovaire. — A propos des kystes hydatiques (page 109), j'ai indiqué un nouveau moyen qui ne présente ni dangers ni douleurs pour guérir radicalement les kystes séreux de l'ovaire de formation peu ancienne. Je renvoie à ce chapitre, n'ayant rien à ajouter.

MALADIES DE LA POITRINE.

Bronchite chronique. — *Asthme.* — *Emphysème.* — *Oppression.* — En dehors des complications qui peuvent survenir dans les diverses maladies de la poitrine que je viens d'énumérer, l'analyse des urines n'a rien à voir, pour le moment du moins, quant à la question du diagnostic.

Pour le traitement, son importance n'est pas non plus très appréciable. Cependant elle a servi à déterminer d'une façon très exacte le mode d'action plus ou moins énergique des médicaments dits expectorants, des baumes et des essences notamment. Ces substances, en effet, s'éliminent en presque totalité par les voies respiratoires ou par les urines. Moins elles s'éliminent par celles-ci, plus leur action est grande sur la muqueuse bronchique. Ainsi l'essence de térébenthine facilement réductible, résinifiable, passe au moins autant par les urines que par les bronches ; aussi faut-il donner d'assez fortes doses pour agir sur celles-ci. L'essence d'Eucalyptus au contraire, étant beaucoup plus fixe, se retrouve à peine dans l'urine où passe au contraire toute la résine ; aussi produit-on des effets énergiques avec de faibles doses, et sans avoir l'inconvénient d'agir en même temps sur les voies urinaires. C'est ce qui explique les succès obtenus par son emploi dans la bronchite chronique, et surtout la bronchorrhée.

Mais ce n'est point en facilitant l'expectoration qu'agissent ces médicaments ; les essences, et notamment celle d'Eucalyptus, la diminuent et la suppriment, ce qui vaut infiniment mieux.

Quant à l'asthme, l'emphysème, l'oppression, quelle qu'en soit la cause, tous les médecins au courant de l'expérimentation physiologique des médicaments, savent avec quelle merveilleuse facilité on arrive aujourd'hui à les combattre. Mais cela sort de mon programme, et je ne dois pas abuser des digressions.

Phthisie pulmonaire.— Il y aurait à faire sur la phthisie pulmonaire un chapitre bien tentant. L'étude de ses causes premières et secondaires, notamment celle du rôle probable que jouent dans sa génèse et son développement les déchets organiques du poumon, son traitement enfin, le plus souvent si mal compris, tout cela fournirait à coup sûr des pages fort intéressantes, mais qui nous mèneraient beaucoup trop loin, car ce sujet ne peut être traité qu'avec de longs développements.

Contentons-nous donc de ce qui a le plus directement trait à l'examen des urines et des crachats.

A la simple inspection des urines d'un phthisique, en prenant celles du matin et du soir, on peut presque à coup sûr diagnostiquer la maladie même sans voir le malade, et en l'absence de tout espèce de renseignements.

Et voici comment : on vous présente deux flacons d'urine ; celles du soir sont claires, mais colorées, fébriles ; celles du matin sont troubles, chargées d'urates ; dans les deux il y a moins d'urée ; il s'agit d'un phthisique.

Parce que le phthisique a tous les soirs un mouvement fébrile assez prononcé, parce qu'en outre l'assimilation et la désassimilation s'effectuent chez lui presque toujours mal.

Je ne donne ces signes néanmoins, que pour ce qu'ils valent. Il est certain qu'ils n'indiquent pas le degré de la maladie. On peut en outre être phthisique et ne pas les présenter, mais quand ils existent, il est bien rare qu'on se trompe, parce qu'en dehors d'une coïncidence fortuite, il est bien peu de maladies chez lesquelles ils existent en même temps.

Il est donc bon de les noter absolument comme les ongles hippocratiques.

Mais il est un signe bien autrement important, parce qu'il peut permettre d'affirmer l'existence de la maladie, alors qu'il n'existe encore aucun autre signe : c'est la présence dans les crachats, examinés au microscope, des fibres élastiques du poumon.

Les divers caractères assignés aux crachats peuvent tromper ; le tubercule est dénaturé par son contact avec le pus, et se reconnaît bien difficilement. Mais les fibres élastiques indiquent fatalement une affection ulcérative du poumon, et la phthisie est à peu près la seule maladie qui y donne lieu. En tout cas, il n'y aurait que la gangrène du poumon ou un infarctus hémoptoïque qui pourrait occasionner cette ulcération, et il est facile de les éliminer en raison de leurs autres caractères. De plus, l'ulcération existe bien avant que l'auscultation et la percussion puissent déceler la maladie ; c'est donc là un élément de diagnostic des plus importants, et qui permet d'instituer à coup sûr un traitement auquel on ne songerait nullement ou qu'on instituerait avec trop peu de sévérité,

Je voudrais pouvoir m'étendre à propos du traitement sur le chlorhydro-phosphate de chaux ; mais on connaît l'action extrêmement puissante du phosphate de chaux et celle du chlorure de sodium dans la phthisie. Le chlorhydro-phosphate de chaux réunit ces deux médicaments ; on peut donc en induire ses effets, voir page 93.

MALADIES DU CŒUR

Tous les médecins savent à quel point est difficile le diagnostic précis, et même le diagnostic général des maladies du cœur. Le diagnostic précis, on peut à la rigueur s'en passer pour le traitement. Mais le diagnostic primordial, la question de savoir s'il y a ou s'il n'y a pas une maladie de cœur, a au contraire une importance de premier ordre.

Or, à chaque instant on hésite, et les médecins les plus rompus à ces maladies ne sont pas ceux qui hésitent le moins.

Eh bien, il y a un moyen de lever les doutes, c'est l'examen des urines.

Toutes les fois qu'il existe une maladie de cœur, il y a en même temps à un degré quelconque, de l'hypérémie rénale, comme il y a d'ailleurs de l'hypérémie des poumons, et successivement des autres organes parenchymateux. Dans ces circonstances, la quantité d'urine diminue, mais sa diminution porte seulement sur l'eau et sur l'urée ; de sorte qu'il y a augmentation relative des sels, et notamment des urates. Et si la congestiou rénale est un peu forte, l'urine se colore plus ou moins vivement.

Plus tard, il peut y avoir en outre de l'albumine, mais alors la maladie est parfaitement caractérisée par ses autres phénomènes, et on n'a pas besoin de celui-ci.

Au début, au contraire, alors que les palpitations et l'essoufflement sont les seuls phénomènes qui appellent l'attention, alors qu'on peut les rapporter à l'anémie, à un état nerveux, si les signes dont je viens de parler se montrent dans l'urine, le diagnostic est fait, ils n'existent jamais dans l'anémie ni aucun autre état morbide susceptible de donner lieu à des palpitations et à de l'essoufflement. Quant

aux coïncidences, elles peuvent exister d'une façon accidentelle, mais jamais d'une façon permanente.

Au point de vue du traitement, l'examen des urines a également quelque importance, mais pas assez cependant, eu
égard à la longueur des considérations dans lesquelles il nous
faudrait entrer.

HYDROPISIES

Les hydropisies ne constituent point par elles-mêmes des
maladies proprement dites. Elles sont toujours sous la dépendance d'une affection générale ou d'une affection locale.
Maladie du cœur et du foie, albuminurie, appauvrissement
du sang, compressions vicieuses, etc.

Si on voulait en faire l'histoire, c'est donc à ces diverses
causes qu'il faudrait se reporter.

J'ai dû les passer sous silence, n'ayant pas à m'occuper
de la symptomologie générale, et si j'en parle maintenant,
c'est uniquement pour signaler la présence fréquente de
l'albumine dans les cas où il y a une accumulation de sérosité
dans une partie quelconque de l'économie.

Il est bon d'être prévenu de ce fait, afin de ne pas le confondre avec l'albuminurie vraie, qui se distinguera facilement par les épithéliums et les tubes urinifères.

Quant au traitement, il est sous la dépendance des divers
états morbides qui ont occasionné l'hydropisie, mais on peut
cependant agir directement sur cette manifestation, soit par
les purgatifs, soit par les diurétiques.

Mais on emploie les uns et les autres d'une façon banale,
tandis qu'ils ont des indications spéciales que démontre parfaitement l'examen des urines. Ainsi, dans la maladie de
Bright, les diurétiques ne produisent rien en raison de l'altération des reins. Dans les maladies du cœur, la digitale agit
assez bien, mais au détriment des fonctions de cet organe.
Le nitrate de potasse agit à peine. La scille, au contraire,
active la sécrétion urinaire dans une proportion considérable, mais il faut la donner à des doses dix fois plus élevées
que celles absolument dérisoires, que l'on trouve dans la
plupart des formulaires.

Me voici arrivé à la fin de ma tâche. J'ai fait ce qu'il m'a été possible pour la rendre attrayante et utile à mes lecteurs. — A ceux auxquels j'ai pu faire partager mes convictions, de la continuer. On a fait beaucoup depuis quelques années, mais il y a beaucoup à faire encore. La voie est ouverte, à chacun de s'engager selon les aptitudes et le temps dont il dispose, et bientôt de nouvelles découvertes ne tarderont pas à surgir!

Paris. — Imprimerie V. Fillion et Ce, rue des Martyrs, 18 et 18 bis.